金秀大瑶山

经典瑶药图谱与歌谣

金秀瑶族自治县瑶医医院
金秀瑶族自治县瑶医药研究所 编

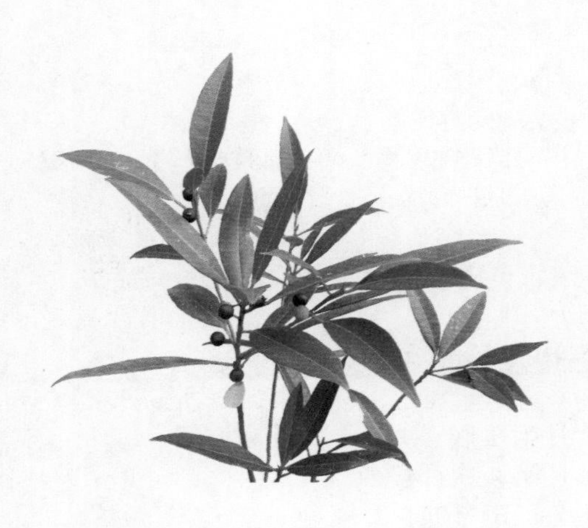

广西科学技术出版社
·南宁·

图书在版编目（CIP）数据

金秀大瑶山经典瑶药图谱与歌谣 / 金秀瑶族自治县瑶医医院，金秀瑶族自治县瑶医药研究所编. —南宁：广西科学技术出版社，2018.8（2024.4 重印）
ISBN 978-7-5551-1041-5

Ⅰ.①金… Ⅱ.①金… ②金… Ⅲ.①瑶族—民族医学—植物药—金秀瑶族自治县—图谱 Ⅳ.①R295.1-64

中国版本图书馆 CIP 数据核字（2018）第 189121 号

金秀大瑶山经典瑶药图谱与歌谣
JINXIU DAYAOSHAN JINGDIAN YAOYAO TUPU YU GEYAO

金秀瑶族自治县瑶医医院
金秀瑶族自治县瑶医药研究所 编

策划组稿：罗煜涛　　责任编辑：程　思
责任校对：徐光华　　装帧设计：韦娇林
责任印制：韦文印

出 版 人：卢培钊
出版发行：广西科学技术出版社
社　　址：广西南宁市东葛路 66 号　　邮政编码：530023
网　　址：http://www.gxkjs.com

印　　刷：北京兰星球彩色印刷有限公司

开　　本：787 mm×1092 mm　1/16
字　　数：100 千字　　印　　张：9.25
版　　次：2018 年 8 月第 1 版
印　　次：2024 年 4 月第 4 次印刷
书　　号：ISBN 978-7-5551-1041-5
定　　价：158.00 元

《金秀大瑶山经典瑶药图谱与歌谣》编委会

主　编：梁琼平　庞赵生

副主编：黄宪程　徐敏玲

编　者：黄金官　冯　旭　罗秋香

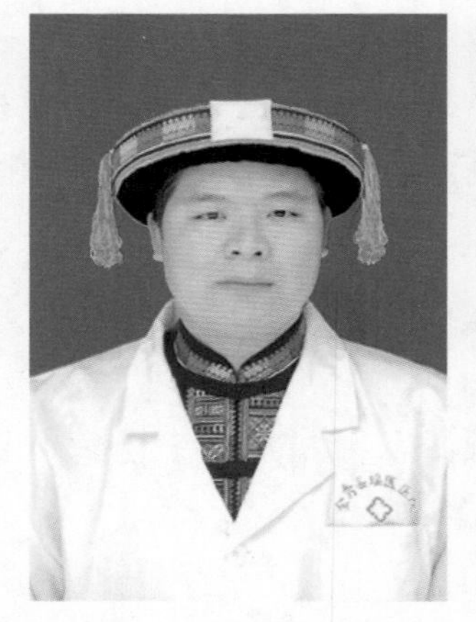

梁琼平

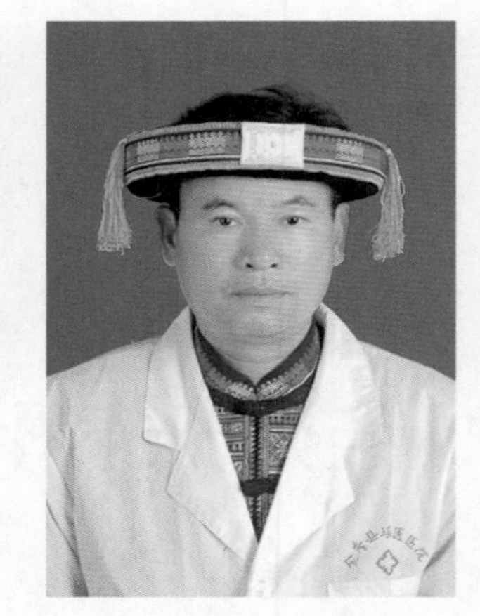

庞赵生

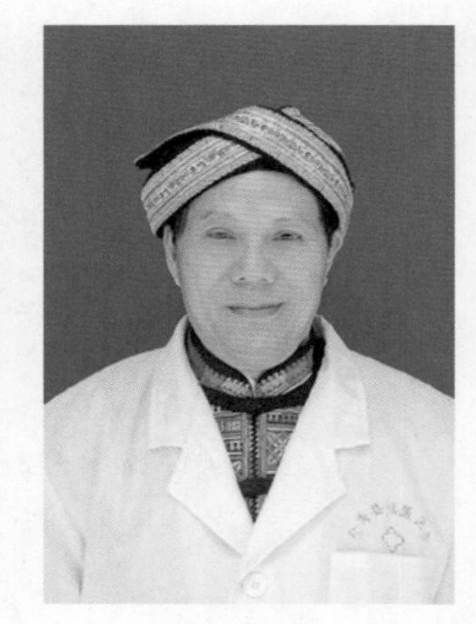

黄金官

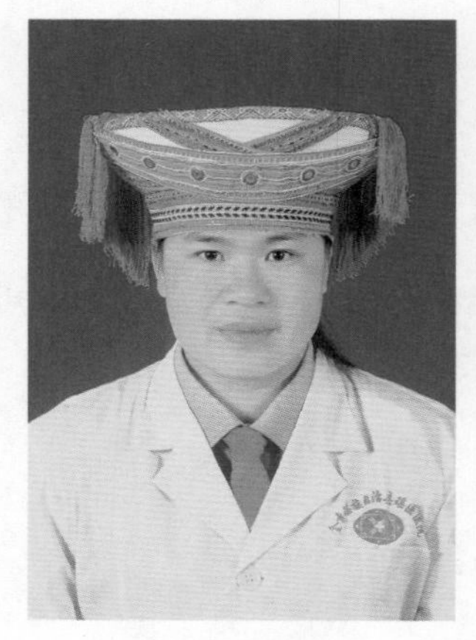

徐敏玲

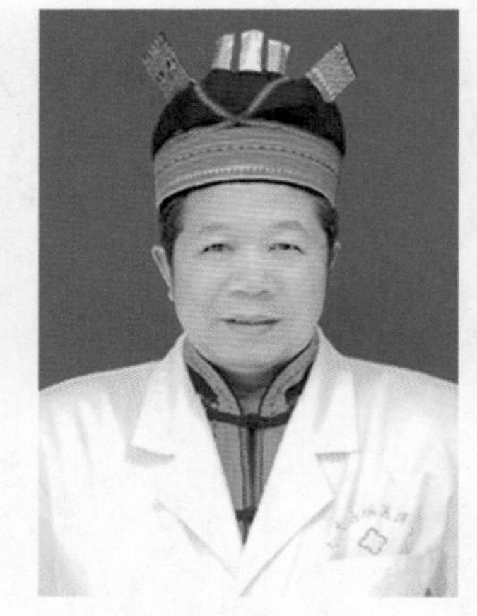

黄宪程

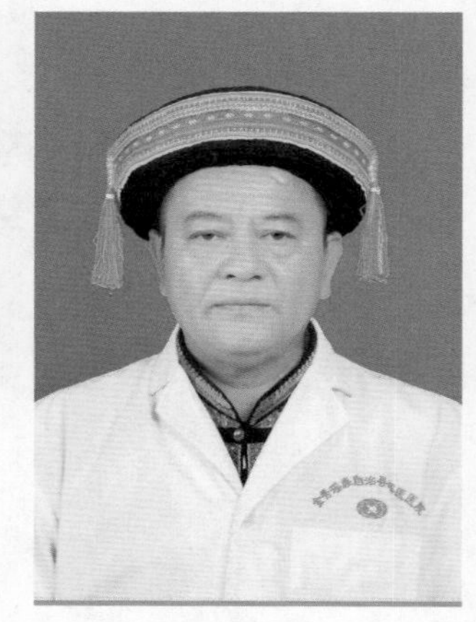

冯 旭

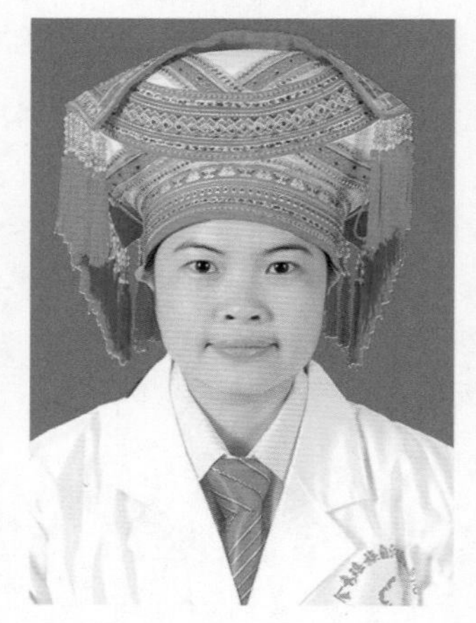

罗秋香

序言

大瑶山是我国瑶族同胞的聚居区之一，坐落于大瑶山主体山脉上的广西金秀瑶族自治县，是全国成立最早的瑶族自治县，全县森林覆盖率达87%，是广西最大的药物基因库、全国第二大药物基因库，仅次于西双版纳。原生态植物达5000多种群，临床药用类植物达2000多种。瑶族同胞历来有使用瑶药防病治病和养生保健的良好传统。金秀瑶族自治县为“中国长寿之乡”，被誉为“岭南避暑胜地”和“人世间之桃源仙国”,是理想的旅游、休闲、避暑、疗养保健的好地方。

金秀瑶族自治县瑶医医院作为目前全国唯一公立的二级甲等瑶医医院，多年来致力瑶医药的发掘整理、研究提高和推广应用，做了大量扎实而富有成效的工作。

前不久，金秀瑶族自治县瑶医医院院长梁琼平给我寄来了《金秀大瑶山经典瑶药图谱与歌谣》的书稿。该书以瑶医药为题材，重点对瑶医104种“经典瑶药”进行收录，条目包括瑶名、别名、来源、性味功效、主治、药用歌谣等，尤其是运用民谣的形式，简要而生动地指出该药的性味功能和防止病种，同时还将配用方法及相关药物也进行介绍，让广大读者更加直观简便地了解瑶医药，在一定程度上反映了瑶族同胞注重防病、重视养生保健的优良民族传统文化。本书内容简洁实用，图片清晰，指导性强，便于查阅，可为广大瑶医药事业工作者、高校医药学生及瑶药学习爱好者进行学习、鉴别及生产实践时提供参考。

《金秀大瑶山经典瑶药图谱与歌谣》的出版发行，是广大瑶医药工作者对我国民族医药事业发展的无私奉献，对于促进《健康中国》《健康广西》计划的实施，无疑具有积极作用和重要意义。

书稿阅毕，有感而发，谨此为序。

黄汉儒

2018年7月5日

（序作者系中国民族医药学会原副会长、中国民族医药协会原副会长、广西民族医药协会终身名誉会长、广西民族医药研究院名誉院长，第八届全国人大代表，第六、第八届广西壮族自治区政协委员，桂派中医大师，主任医师，教授、博士生导师，享受国务院特殊津贴有突出贡献专家）

金秀瑶族自治县简介

金秀瑶族自治县地处广西中部偏东的大瑶山主体山脉上，成立于1952年5月28日，是全国最早成立的瑶族自治县。全县总面积2518平方公里，辖3镇7乡77个行政村4个社区，总人口约15.6万，其中瑶族人口占34.8%。瑶族中有盘瑶、茶山瑶、花篮瑶、山子瑶和坳瑶5个支系，是世界瑶族支系最多的县份和瑶族主要聚居县之一，瑶族文化、民俗风情保持得十分完整。人类社会学家费孝通曾说过："世界瑶族研究中心在中国，中国瑶族研究中心在金秀。"

金秀是国家级森林公园、国家级自然保护区、国家级珠江流域防护林源头示范县、国家扶贫开发工作重点县、中国八角之乡、广西最大的国家级水源林区，是广西生态位置最重要的县份。全县森林覆盖率高达86.87%，全县境内全年平均气温为17 ℃，空气中负氧离子平均含量达9194个/立方厘米，最高达15万个/立方厘米，被誉为"岭南避暑胜地"和"人世间之桃源仙国",是理想的旅游、休闲、避暑、疗养保健的好地方，是自治区级风景名胜区，先后获得"中国长寿之乡""中国民间文化艺术之乡""广西优秀旅游县""广西十佳休闲旅游目的地""广东省国民旅游休闲示范单位""广西特色旅游名县""全国科技进步工作先进县""全国法制建设先进县"等荣誉称号。

截至2018年7月，金秀县开发的景区景点有圣堂山景区、莲花山景区、山水瑶城景区、圣堂湖景区、银杉公园景区等国家

AAAA级旅游景区，青山瀑布景区、古沙沟景区等国家AAA级旅游景区，瑶族博物馆，广西工（农）业旅游示范点——孟村民俗村和六段民俗村，四星级乡村旅游区、广西特色旅游名村、全国特色景观旅游名村——大岭乡村旅游区、古占民俗村；主要酒店有五星级酒店——盘王谷深航假日酒店，四星级酒店——怡程酒店，三星级酒店——华东大酒店、瑶都大酒店、万兴大酒店。

金秀瑶族自治县瑶医医院简介

金秀瑶族自治县瑶医医院作为目前全国唯一的国家事业性、公益性、非营利性“二级甲等”瑶医药特色医院，其前身为1986年成立的金秀瑶族自治县瑶医门诊部（瑶医门诊部的前身又是1979年成立的金秀瑶族自治县瑶医药研究所）。2004年4月，瑶医门诊部升级为金秀瑶族自治县瑶医医院（医院总部设在金秀瑶族自治县第一大镇桐木镇），医院坚持“弘扬瑶医药文化，造福人类健康”的建院宗旨，积极发挥瑶医药诊疗技术和原生态瑶药的特色优势，为全国各地前来就诊的病友提供特色健康服务。现医院已发展为下辖医院桐木总部、瑶医门诊部、金秀瑶族自治县瑶医新院（国家级瑶医药特色康养示范基地）、金秀瑶族自治县瑶医药研究所的综合医院，也是一家集医疗、康复、保健、养生、科研、教学为一体的瑶医药特色医院。

医院桐木总部占地面积23500多平方米，规划建设面积2000多平方米、设置床位400张，目前开设床位100张，目标是建成全国瑶医药治疗疑难杂症中心。医院开设有全国基层中医瑶医药传承工作室、广西基层中医瑶医药传承工作室、瑶医肿瘤科、瑶医妇科、瑶医风湿痹症科、瑶医脑病科、瑶医骨伤科、瑶医内儿科、瑶医皮肤科等重点特色科室。医院拥有，有DR、彩超设备、全自动生化仪、心电监护仪、心电除颤仪、全自动多功能麻醉剂机、呼吸机、中频治疗仪、微波治疗仪等总价值1000多万元的一大批高科技医疗设备，使传统医药与现代医药得到有机结合。医院在治疗常见病多发病、老年病、慢性病及疑难杂症方面取得了显著的成绩，在全国享有极高的声誉。

2017年，医院荣获“二级甲等”瑶医医院、全国少数民族医药突出贡献集体、中医壮瑶医养生保健示范基地、广西瑶医药与医养结合人才小高地等称号。

金秀瑶族自治县风光习俗

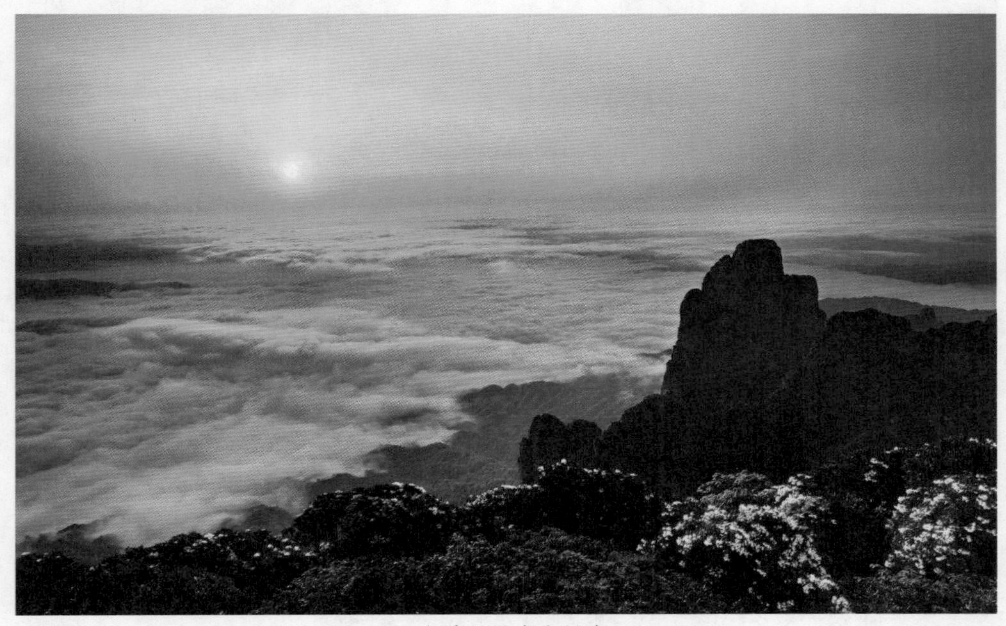

金秀县圣堂山风光

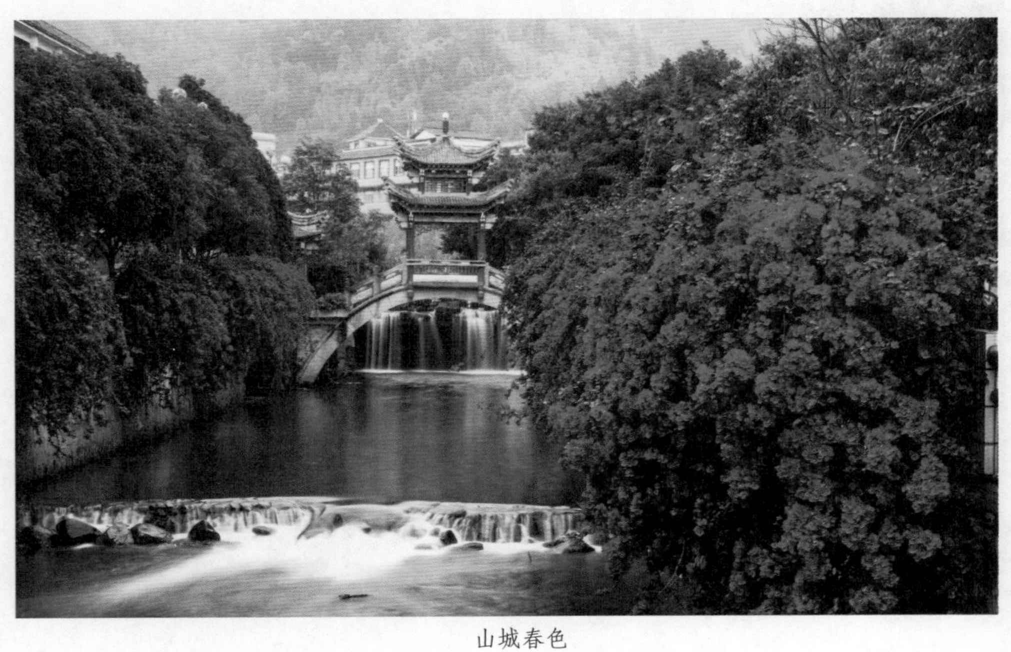

山城春色

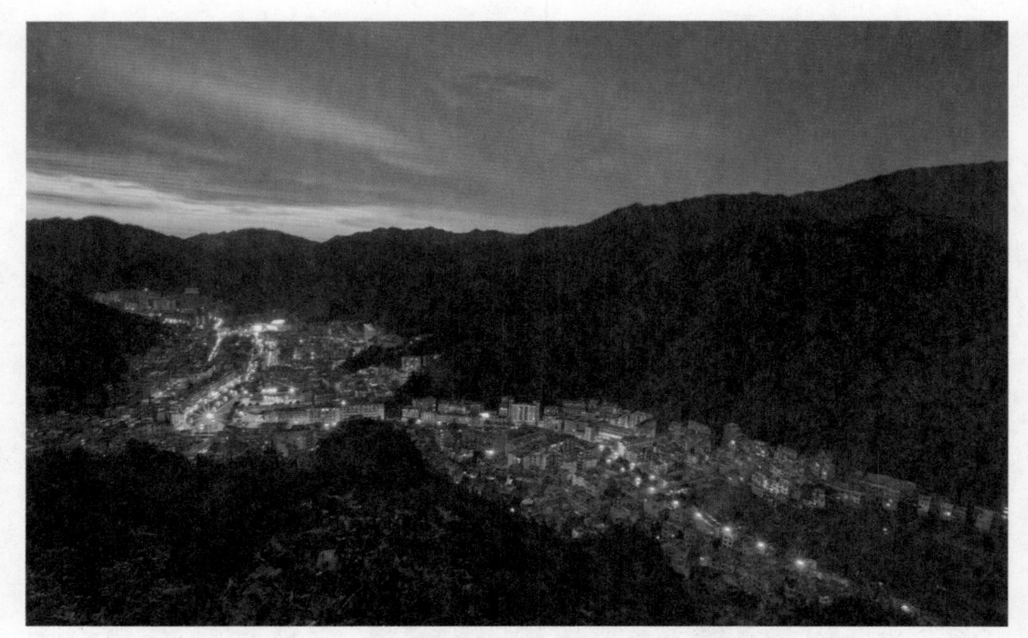

瑶山暮景

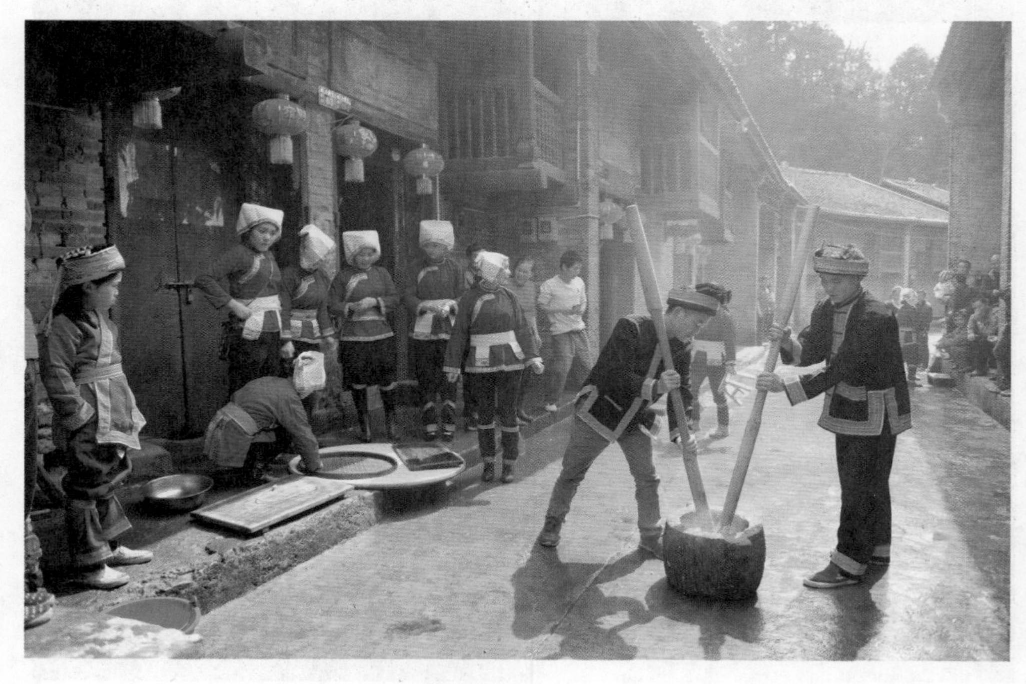

六段瑶寨过大年

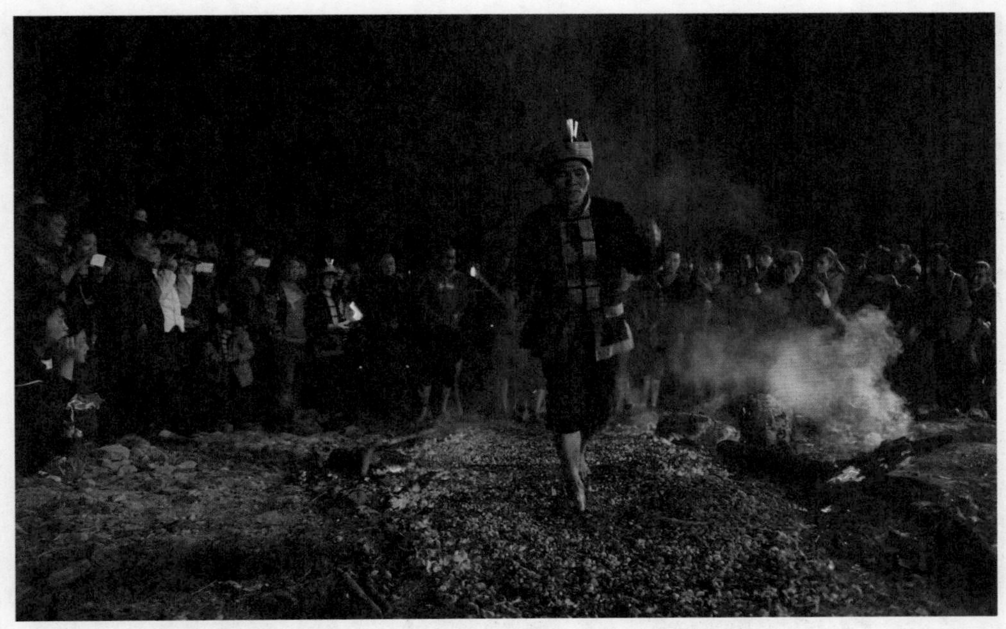

过火海

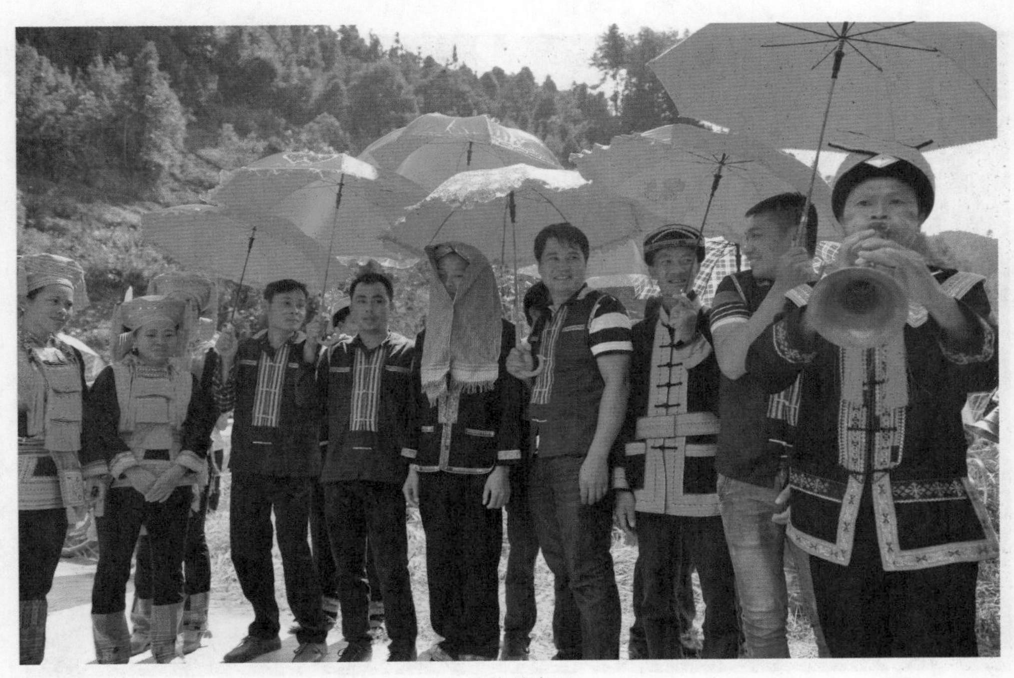

瑶族嫁郎

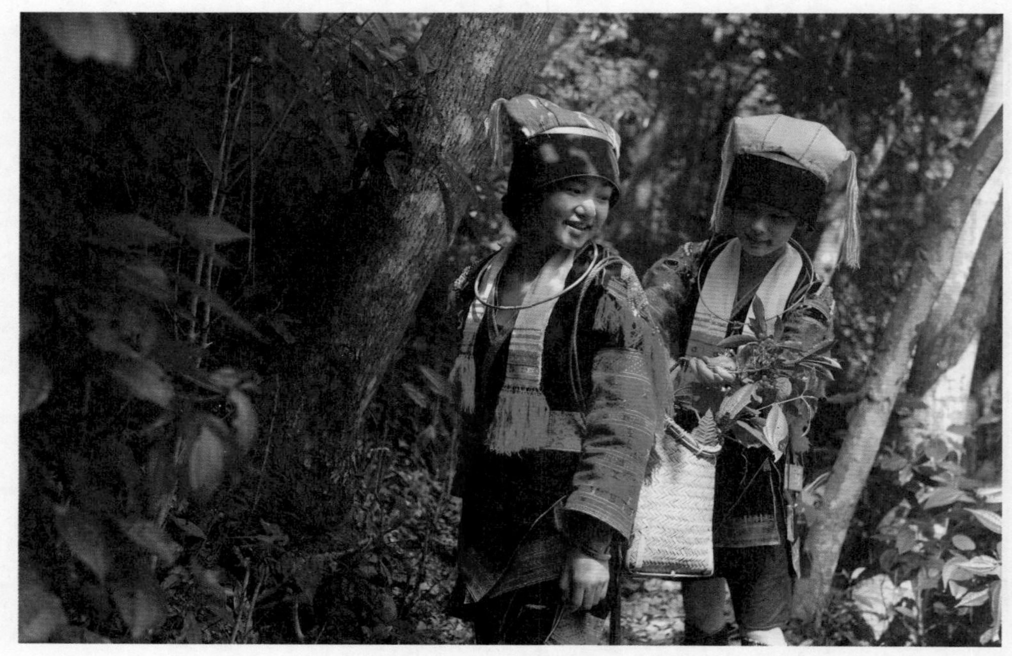

瑶族同胞采瑶药

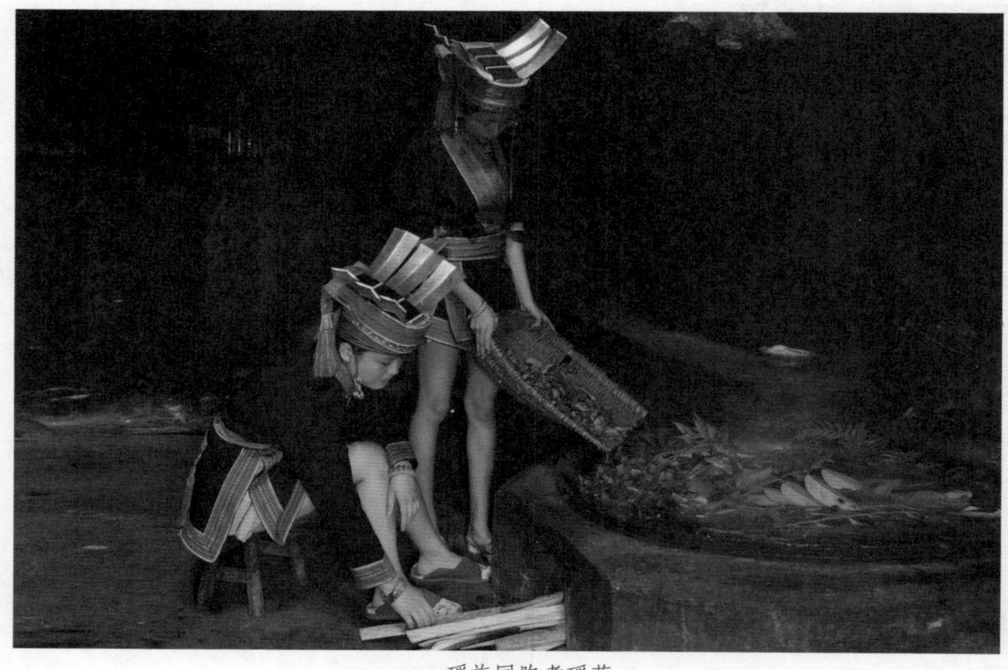

瑶族同胞煮瑶药

金秀瑶族自治县瑶医医院

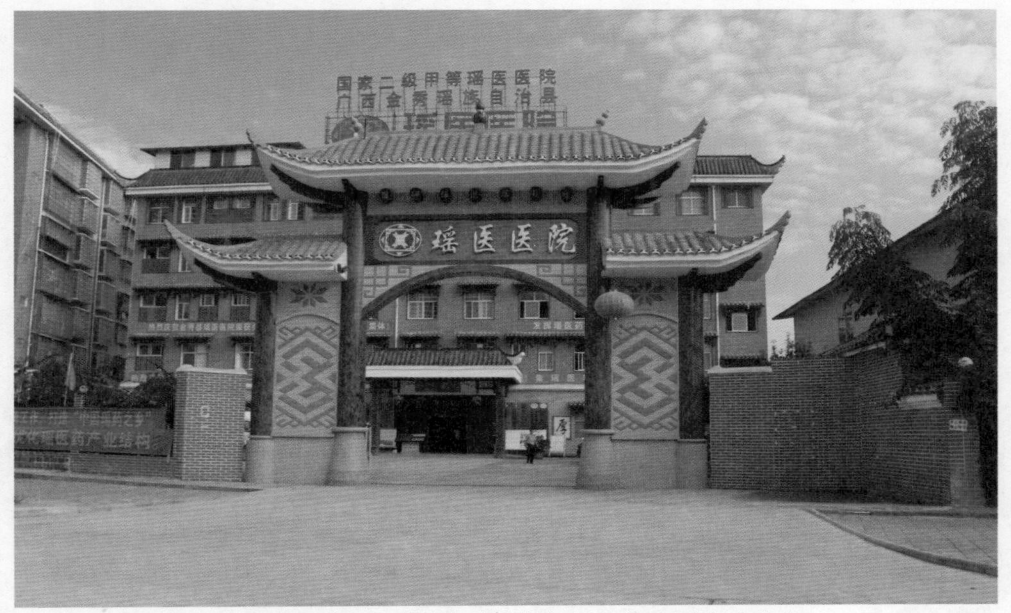

占地23500多平方米的金秀瑶族自治县瑶医医院桐木总部

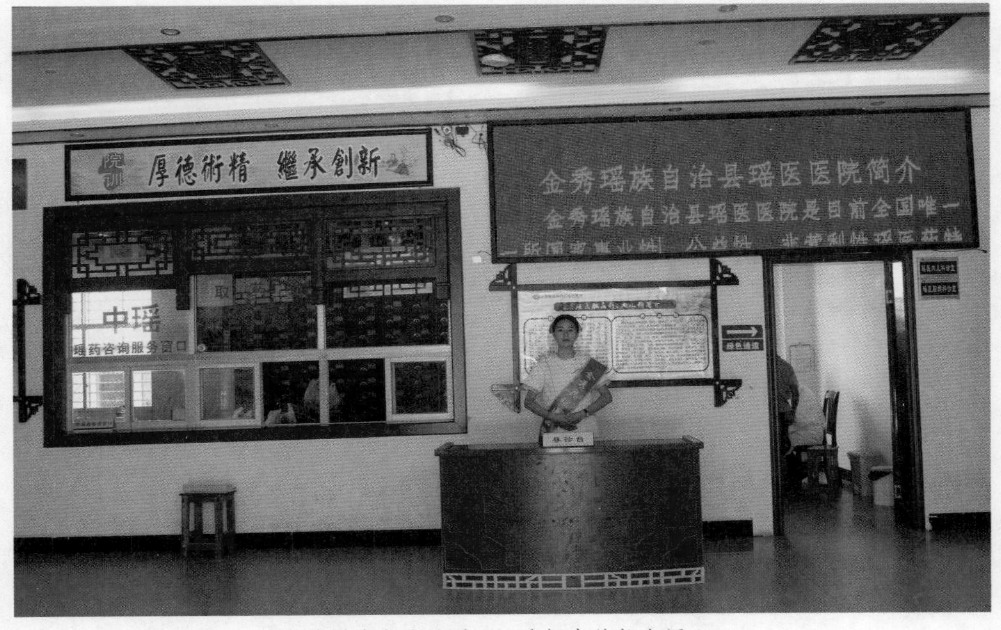

金秀瑶族自治县瑶医医院桐木总部大厅

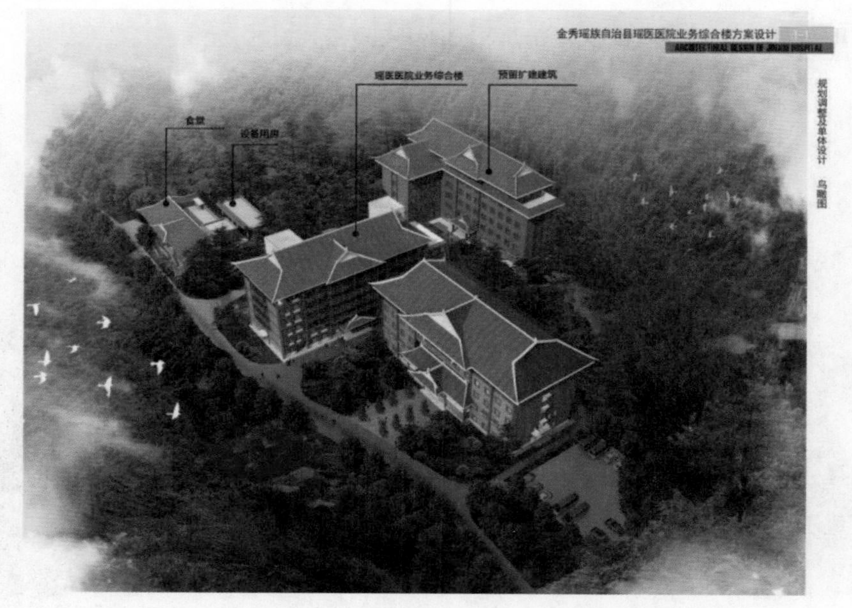

金秀瑶族自治县瑶医医院国家级瑶医药康养示范基地鸟瞰图

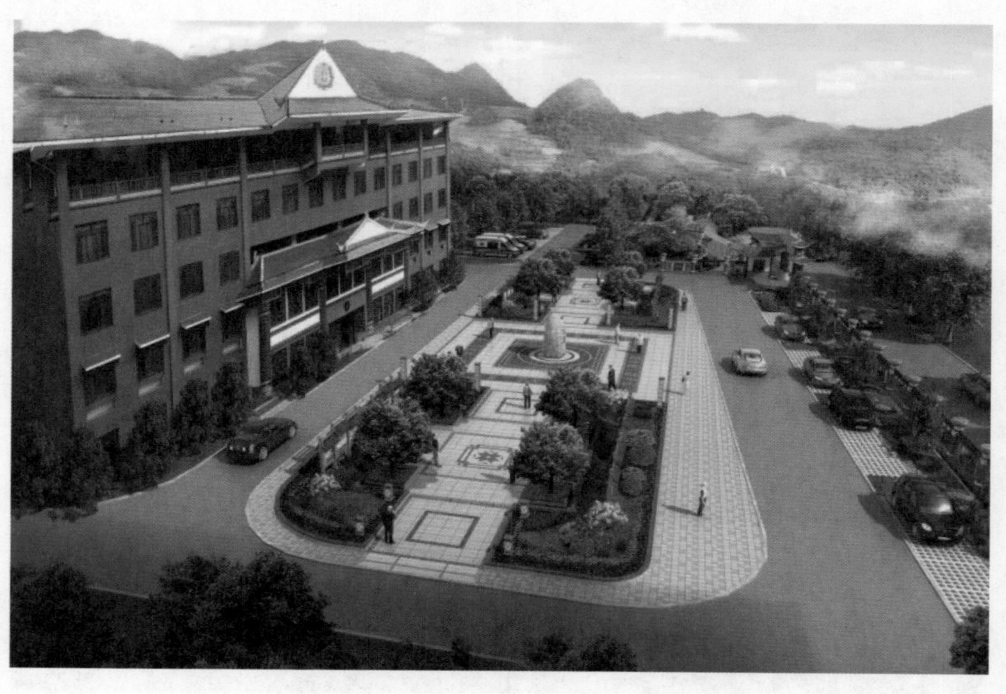

金秀瑶族自治县瑶医医院国家级瑶医药康养示范基地庭院

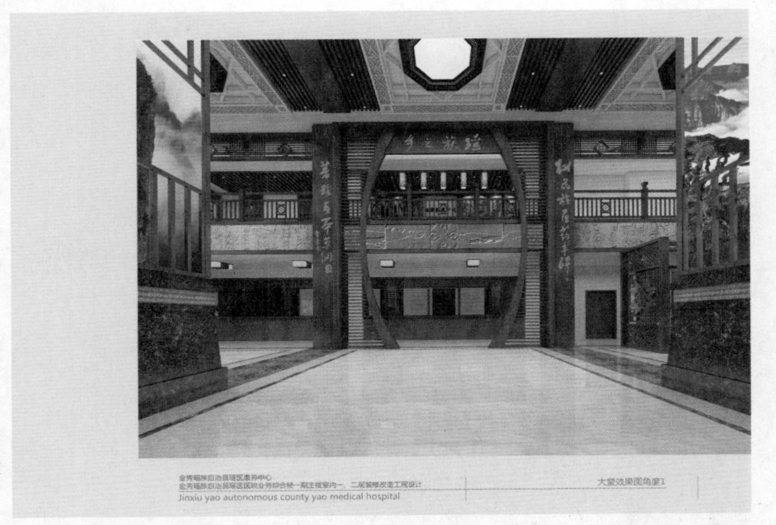

金秀瑶族自治县瑶医医院国家级瑶医药康养示范基地大厅

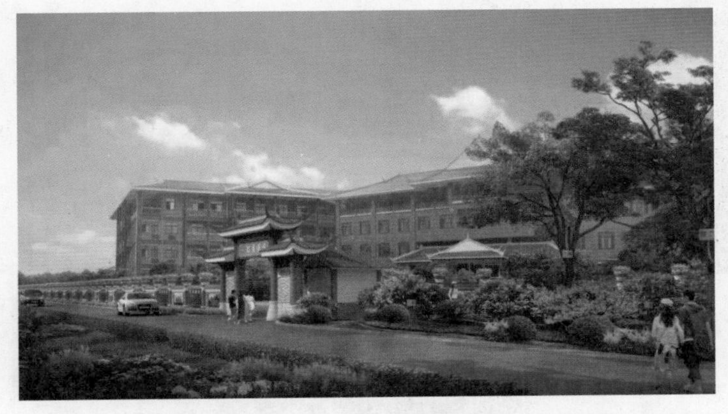

金秀瑶族自治县瑶医医院国家级瑶医药康养示范基地外景

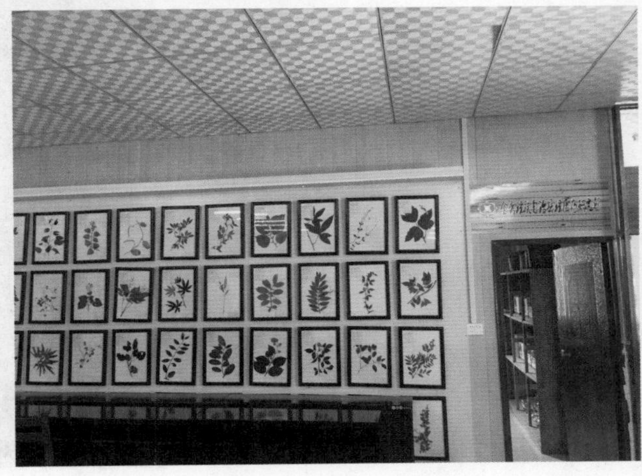

金秀瑶族自治县瑶医药研究所

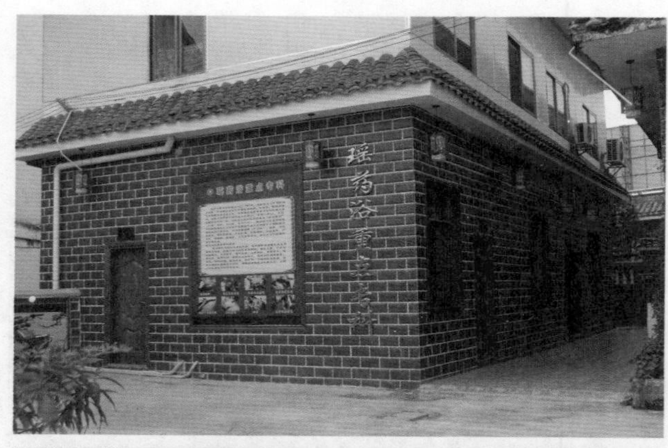

金秀瑶族自治县瑶医医院用于治疗疑难杂症的瑶药浴重点专科

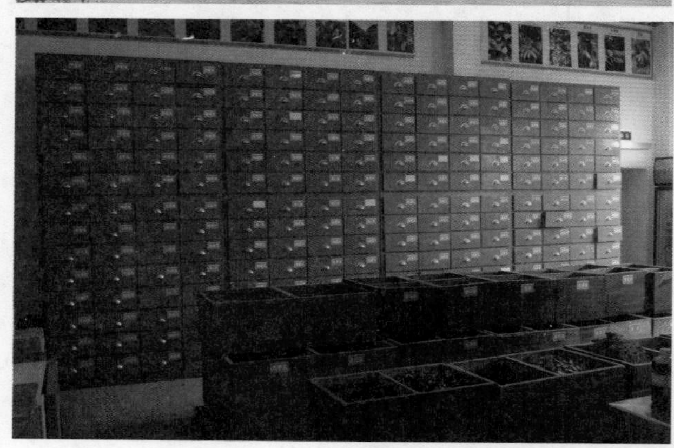

瑶药房一角

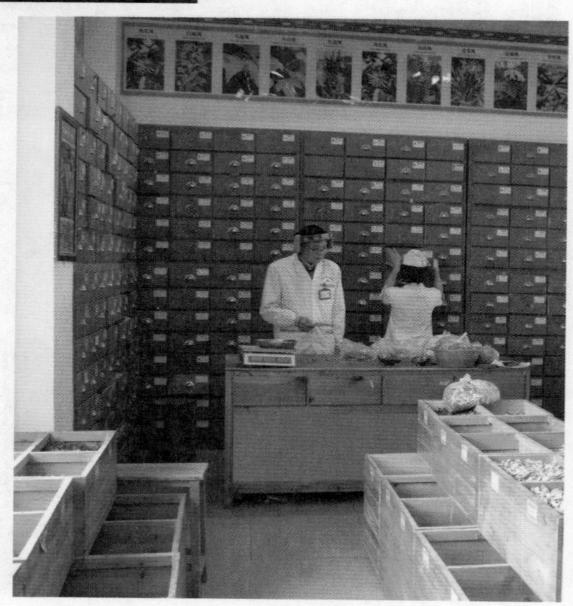

拥有1000多种原生态瑶药的药房

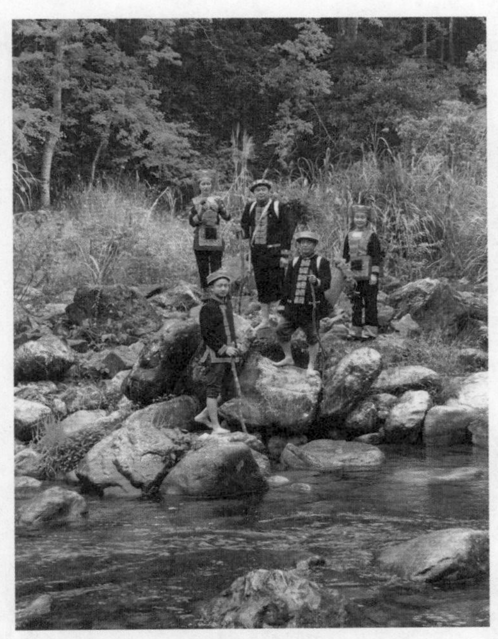

梁琼平院长带队上大瑶山采瑶药

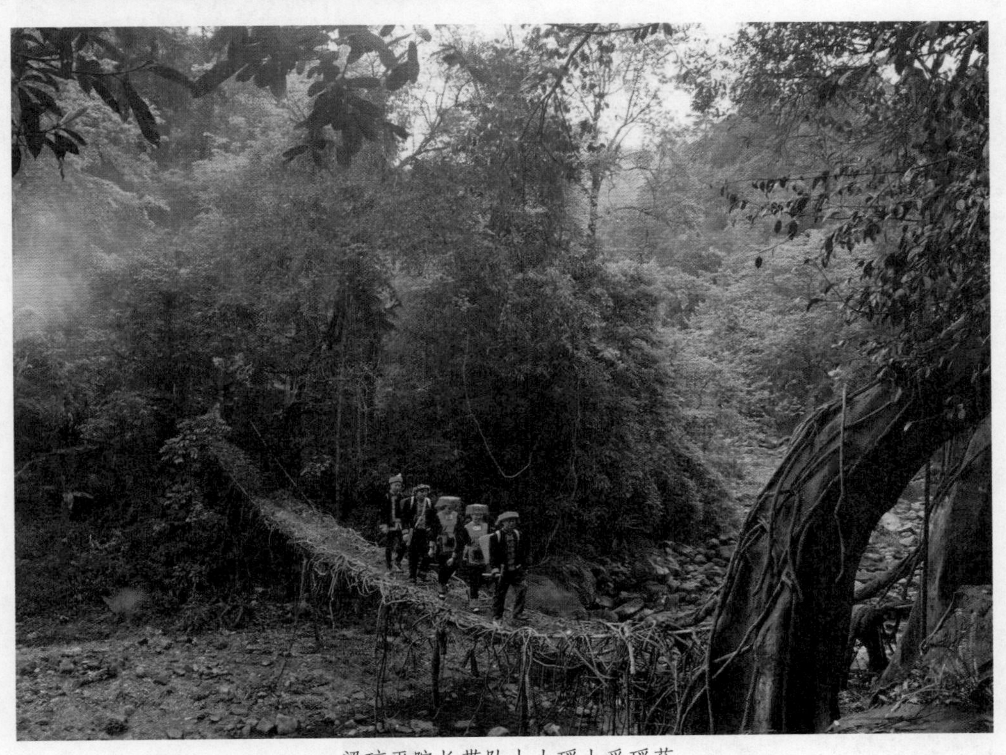

梁琼平院长带队上大瑶山采瑶药

瑶医特色治法

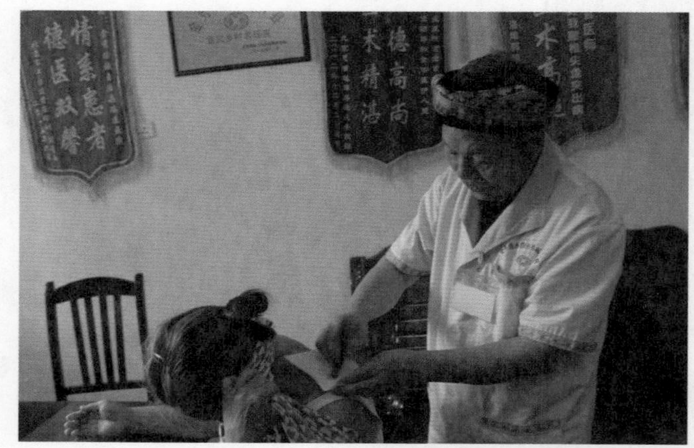

瑶药点烧疗法

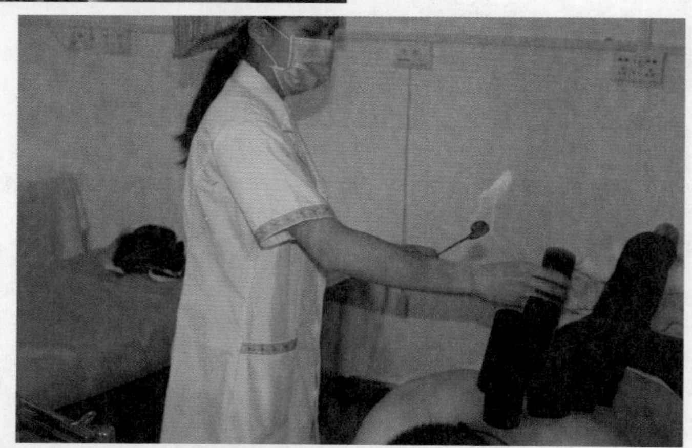

瑶药竹罐疗法

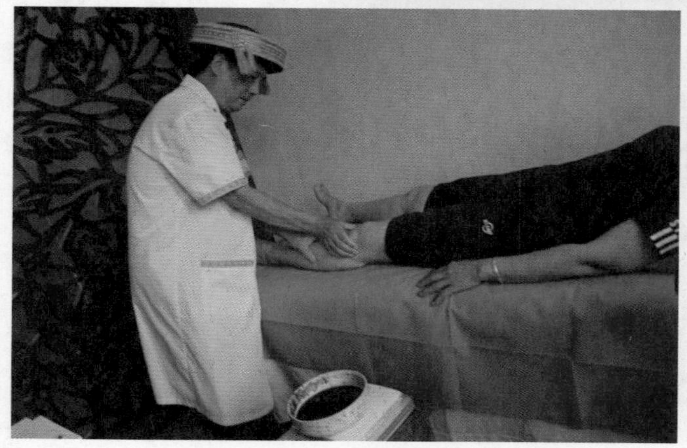

瑶医药酒推拔疗法

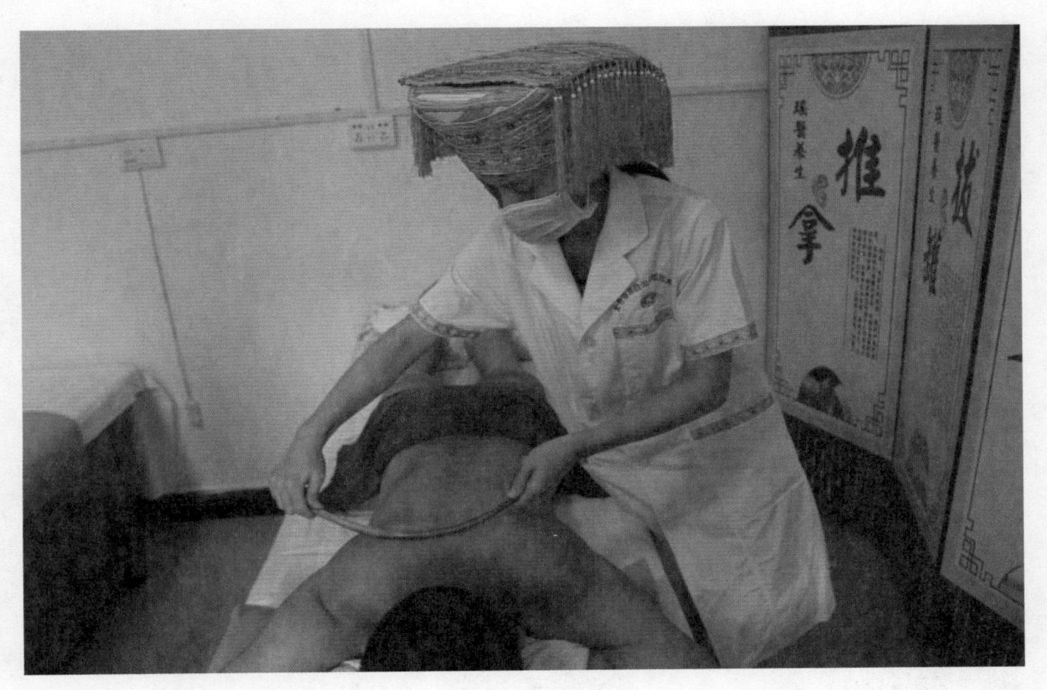

马骨刮痧疗法

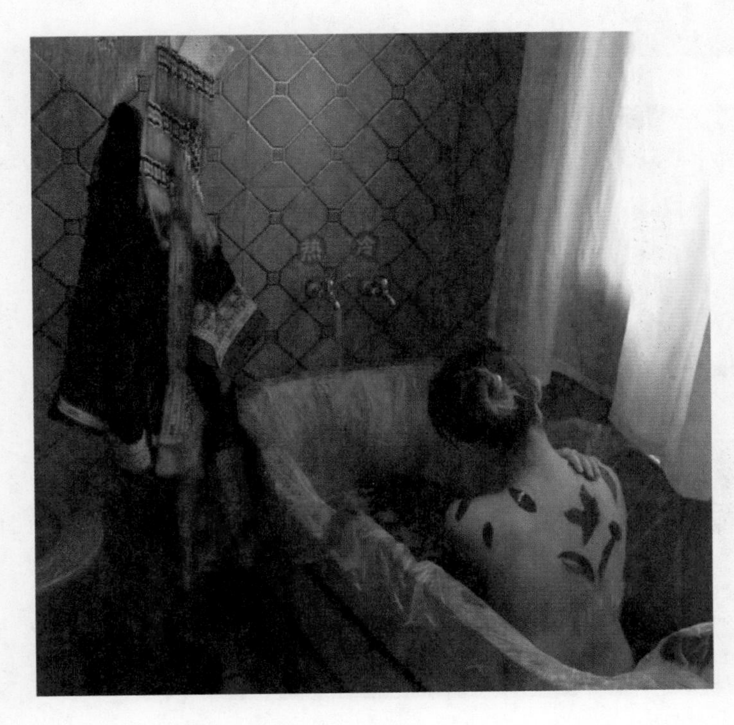

庞桶药浴疗法

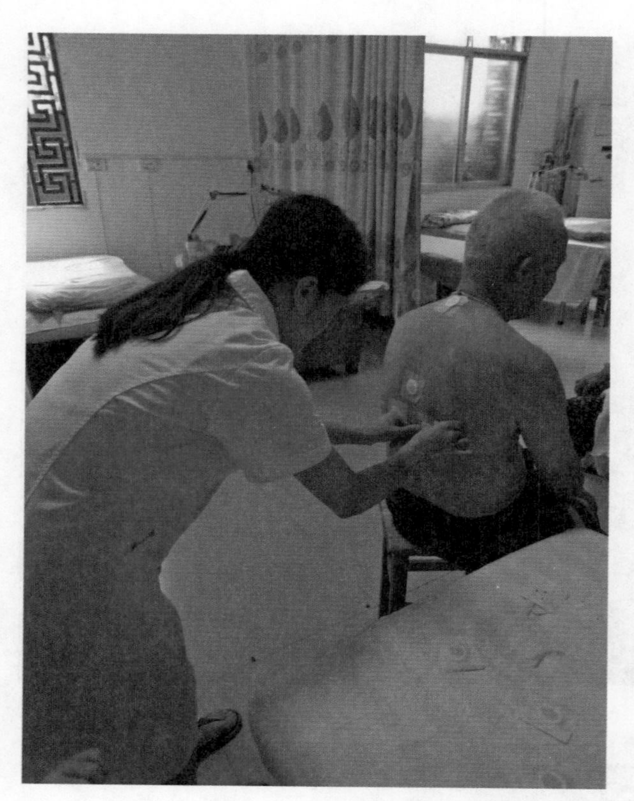

穴位贴敷疗法

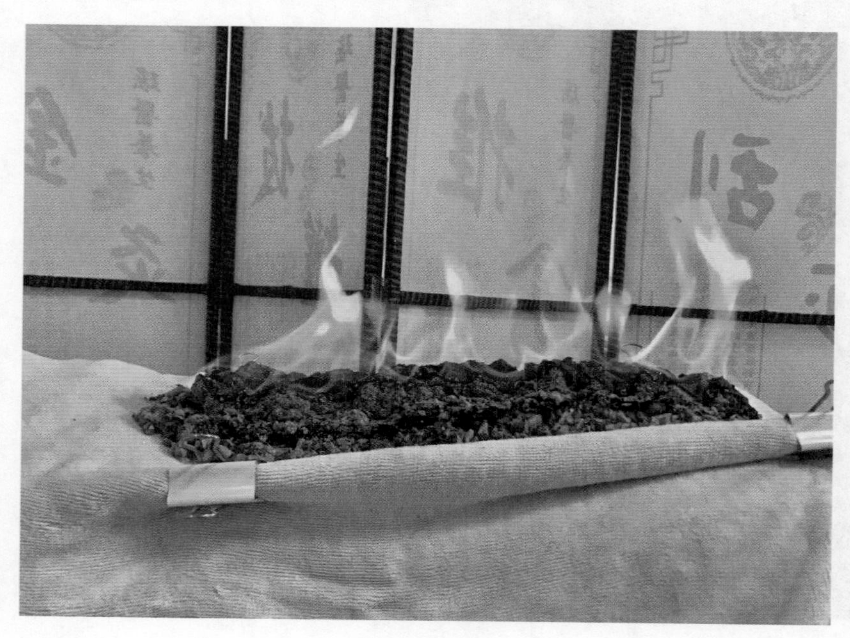

长龙灸疗法

特色瑶药产品

瑶圣神酒（瑶族养生长寿酒）

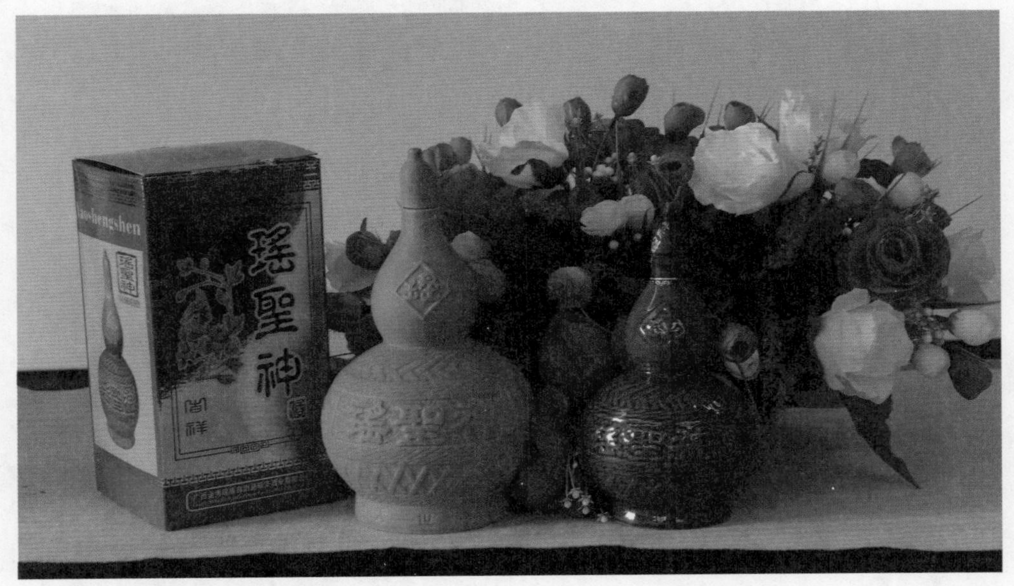

具有强身健体、壮腰健肾的功效，适用于防治肾虚、肾亏、阳痿、早泄、性欲减退等。

瑶药产后三泡

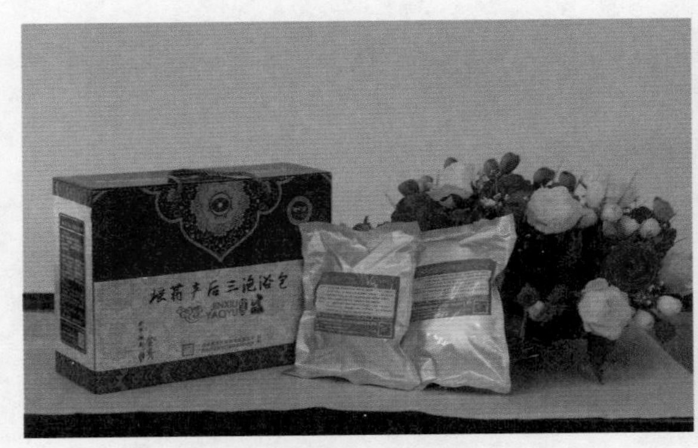

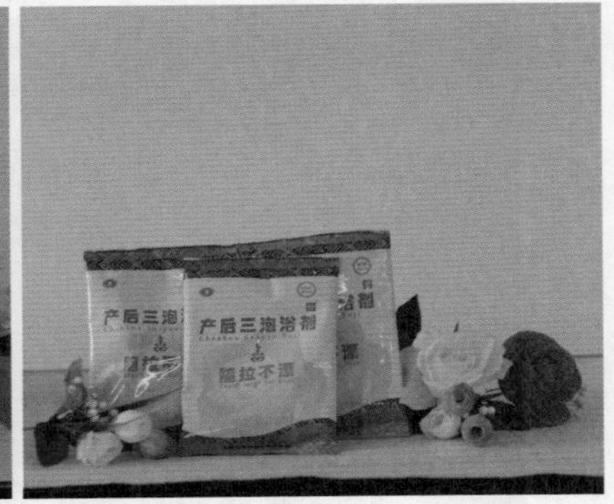

具有促进子宫收缩、修复产道、减少恶露、补益正气、疏通经络、祛风除湿、消炎杀菌、镇痛行气、活血化瘀、去腐生肌、迅速解除妇女分娩过程中的疲劳、恢复体力、增强免疫力、美白润肤、催乳生乳等功效，能有效消除产后（人流、药流）风湿、腰酸胀、头痛、手脚冰冷等妇科疾病。

瑶药跌打损伤药酒

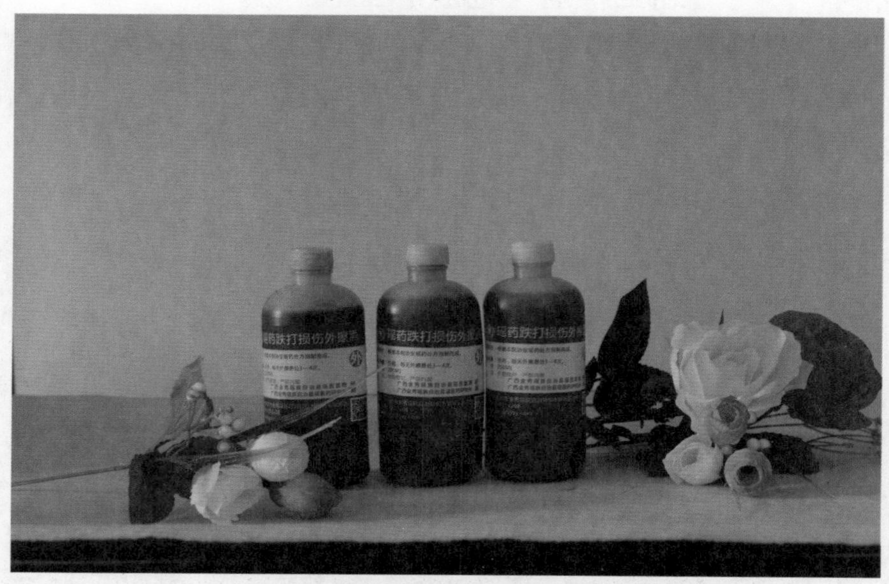

具有舒筋活络、活血祛瘀、消肿止痛的功效，用于肌肉酸痛、筋骨疼痛、跌打损伤、骨折、损伤后遗症、腰骨刺痛、腰肌劳损等症状。

瑶药风湿骨痛药酒

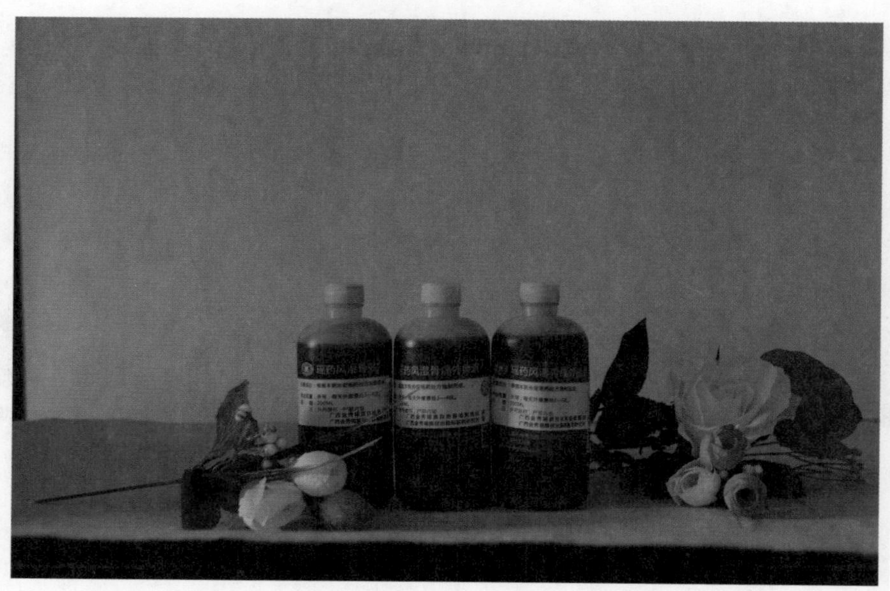

具有祛风除湿、舒筋通络、散寒止痛的功效，适用于风湿骨痛、风湿或类风湿性关节炎、坐骨神经痛、肩周炎及风湿痹症引起的各种腰腿痛疾病。

瑶药风湿骨痛浴包

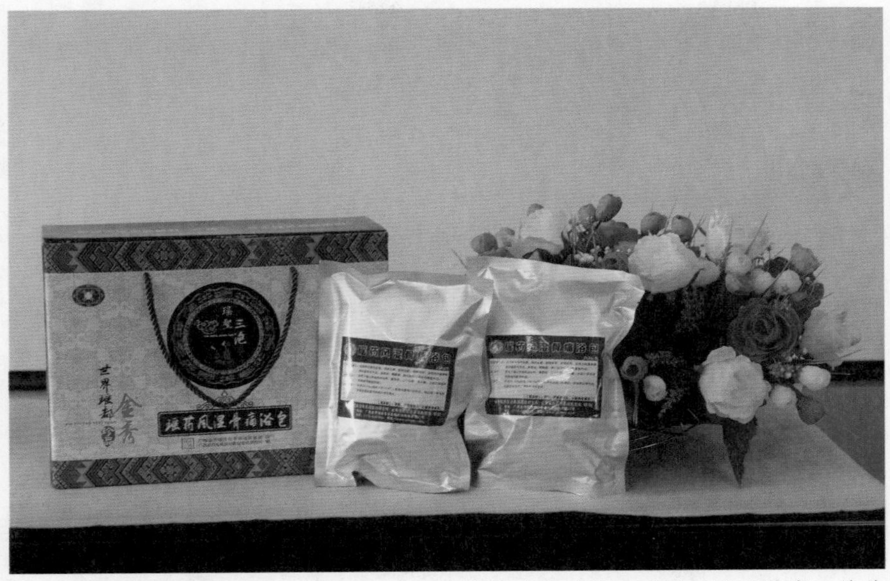

具有祛风除湿、舒筋活络、解乏去困、养精提神的功效，适用于风湿骨痛、关节炎、肩周炎、腰腿痛、产后风湿及产后保健。

瑶药妇女调理浴包

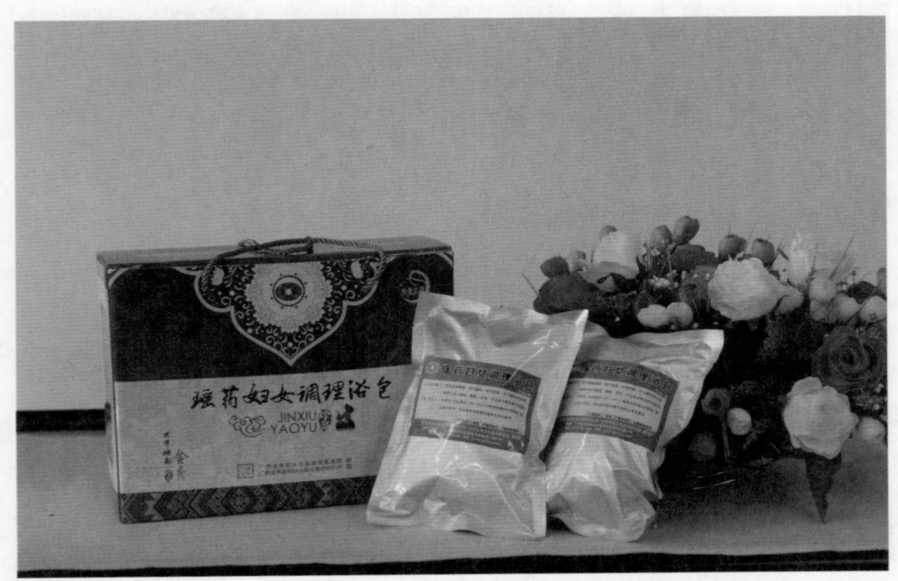

具有温经散寒、理气通络、祛风除湿、补元暖宫的功效，适用于妇女痛经、腰胀、宫冷、手足麻木等妇科不适症。

瑶药妇炎康浴包

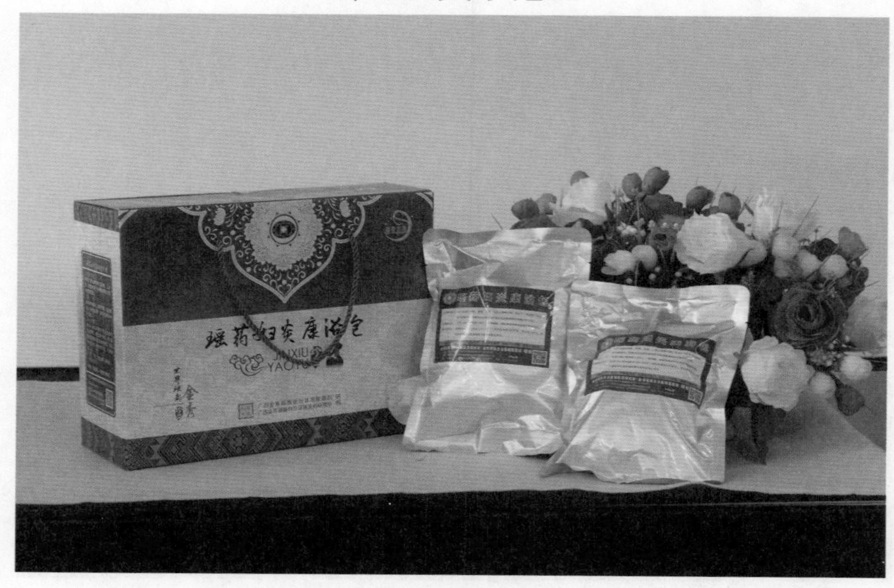

具有清热解毒、调和气血、活血散瘀、消炎的功效，适用于妇科各种不适症。

瑶药感冒发烧浴包

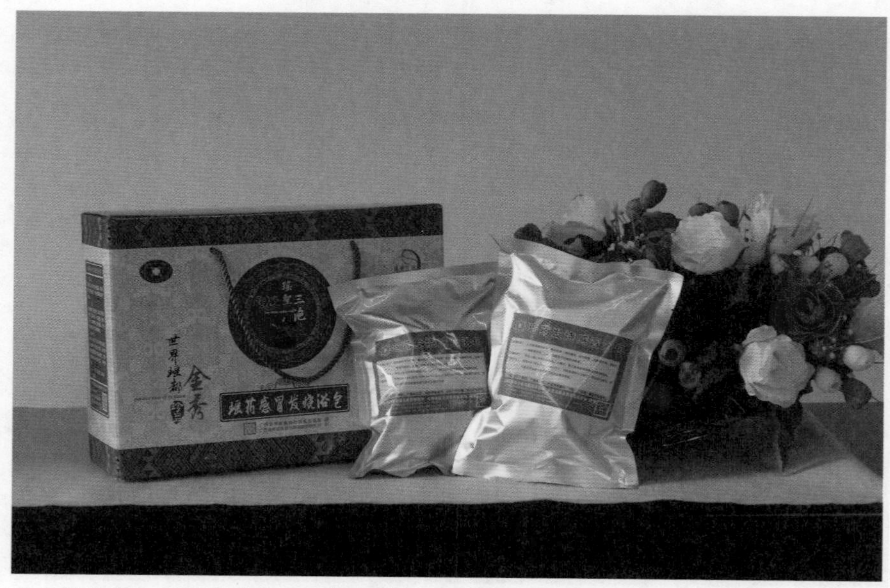

具有清热解毒、解痧祛痧、缓解疲劳、消暑等功效，适用于一般感冒发烧、头痛、咳嗽及不明原因发烧等。

瑶药抗骨质增生药酒

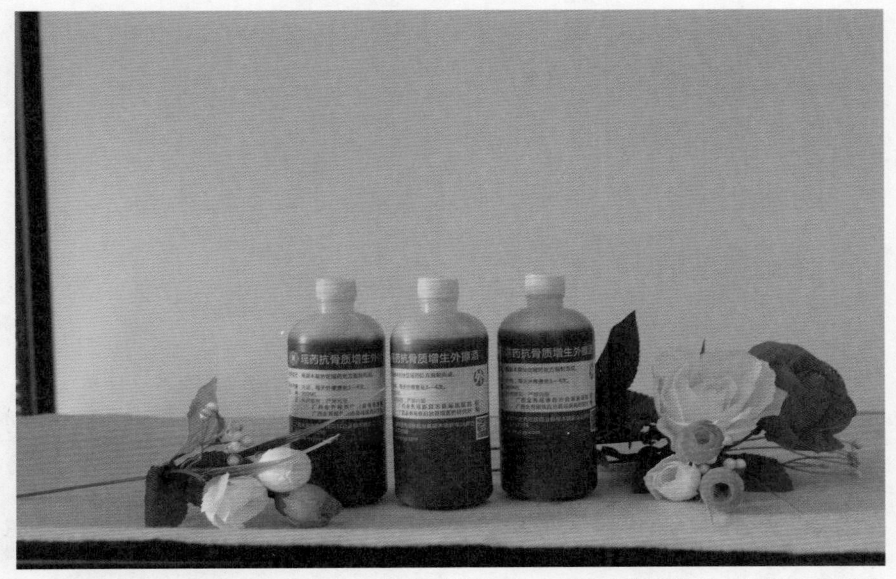

具有温筋散寒、通络止痛、软坚化结的功效，适用于腰椎骨质增生、颈椎骨质增生及其他骨质增生疾患。

瑶药抗疲劳浴包

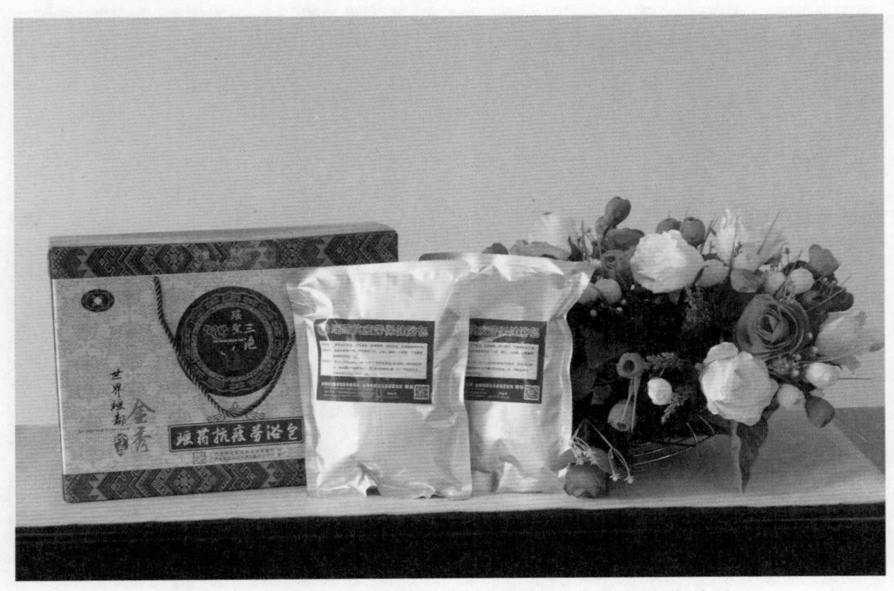

具有祛风通络、行气活血、强筋健骨、消除疲劳等功效。

瑶药脑中风后遗症浴包

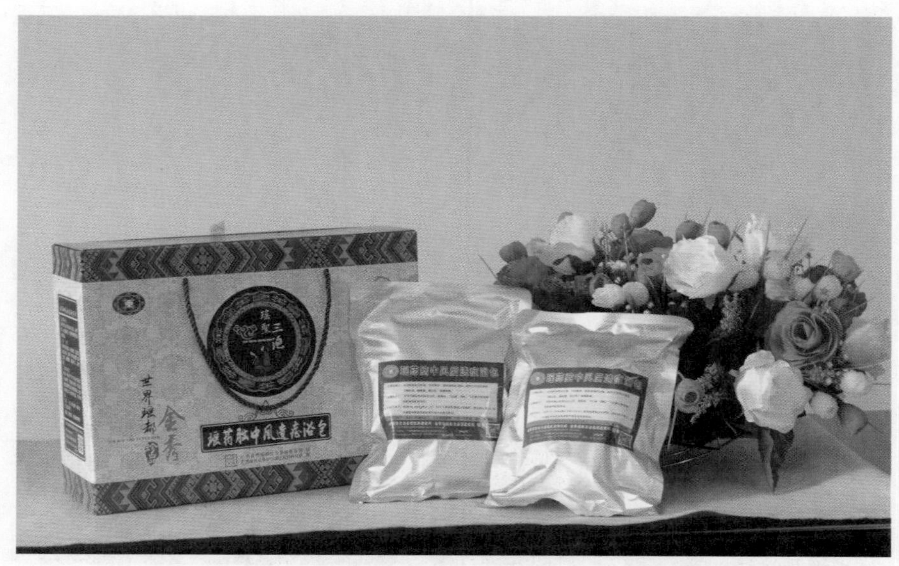

具有祛风除湿、活血散瘀、温经通络的功效，适用于中风后遗症（脑出血、脑梗死、脑血栓）、偏瘫等。

瑶药排毒养颜浴包

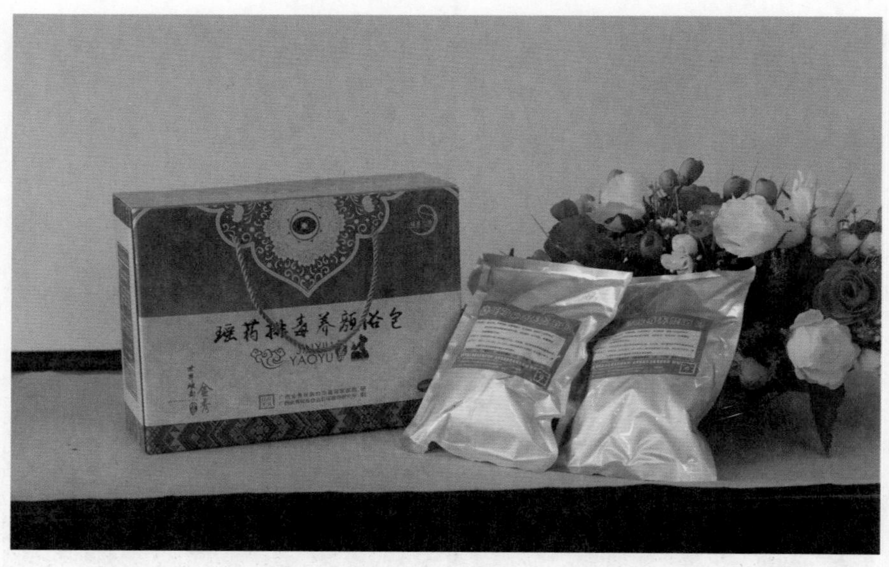

具有出汗排毒、改善微循环、促进睡眠、增强内分泌系统功能和免疫力、提高神经调节机能、消除疲劳、延缓衰老等功效。

瑶药舒筋活络浴包

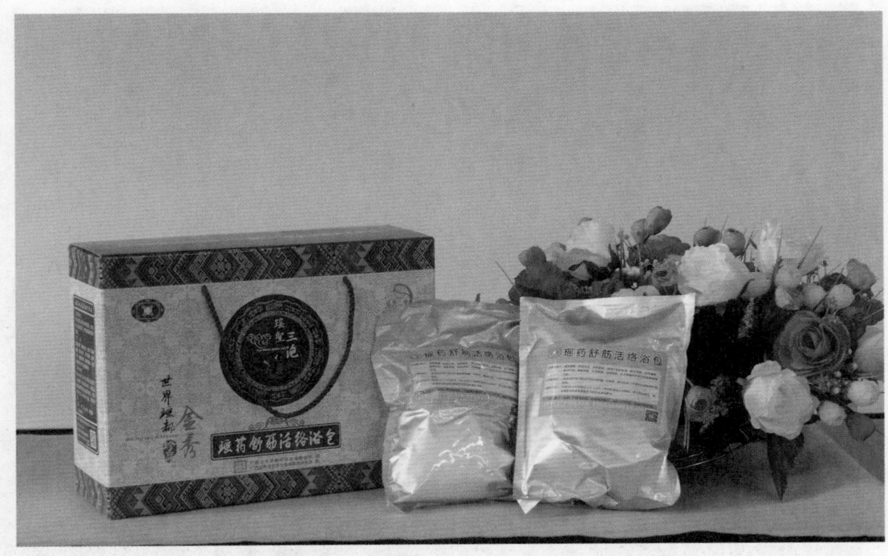

具有温经散寒、舒筋活络的功效，适用于筋骨疼痛、肢体拘挛、关节僵硬、屈伸不利、腰腿疼痛、股肉萎缩、外伤和骨折后关节功能障碍等不适症状。

瑶药舒乳康香包

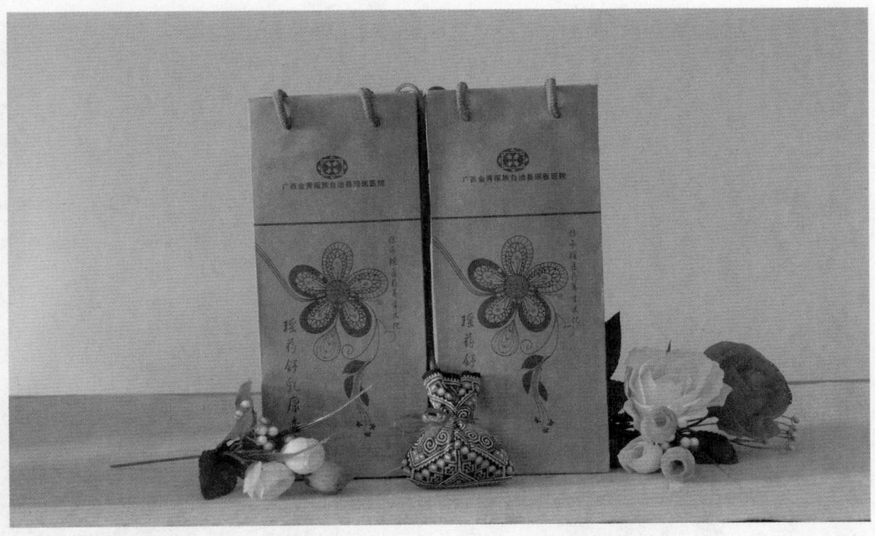

具有理气、活血消痈、软坚散结、抗炎、杀菌、增强机体免疫力的功效，通过香包散发药味浸透乳腺组织，达到有效消除乳腺炎、乳腺增生、乳腺结节、乳腺囊肿等不适症状的功效和防治目的。

瑶药痒即停浴包

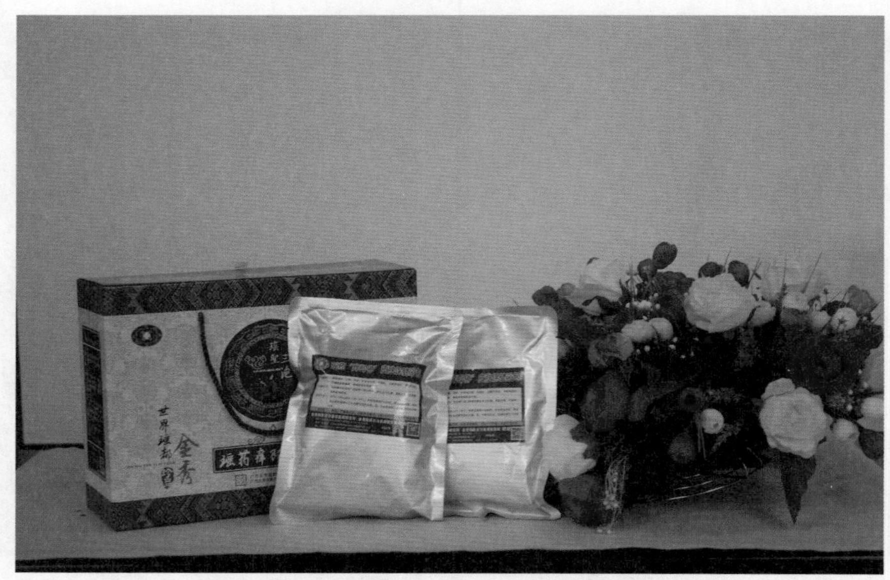

具有消炎、止痒、润肤、护肤等功效，对湿疹、过敏性皮炎、神经性皮炎、干燥性皮肤瘙痒、荨麻疹等有显著的疗效。

瑶药清肝利胆茶

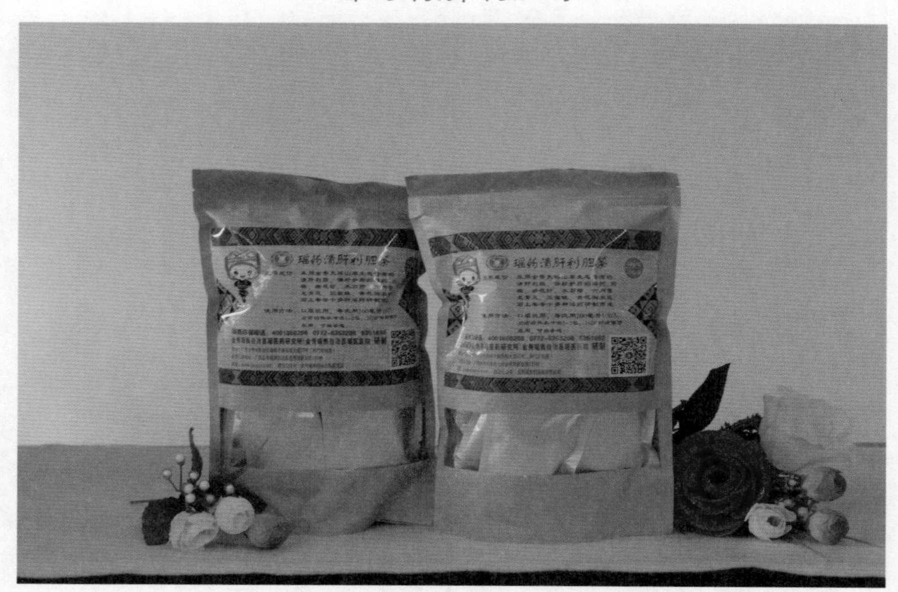

具有清热利湿、解毒、清肝利胆、利尿通淋等功效，对黄疸肝炎、慢性肝炎、肝胆湿热等病症有较好的疗效，长期服用可有效预防高血压、高脂血、高血糖等症状。

瑶药药膳汤系列01

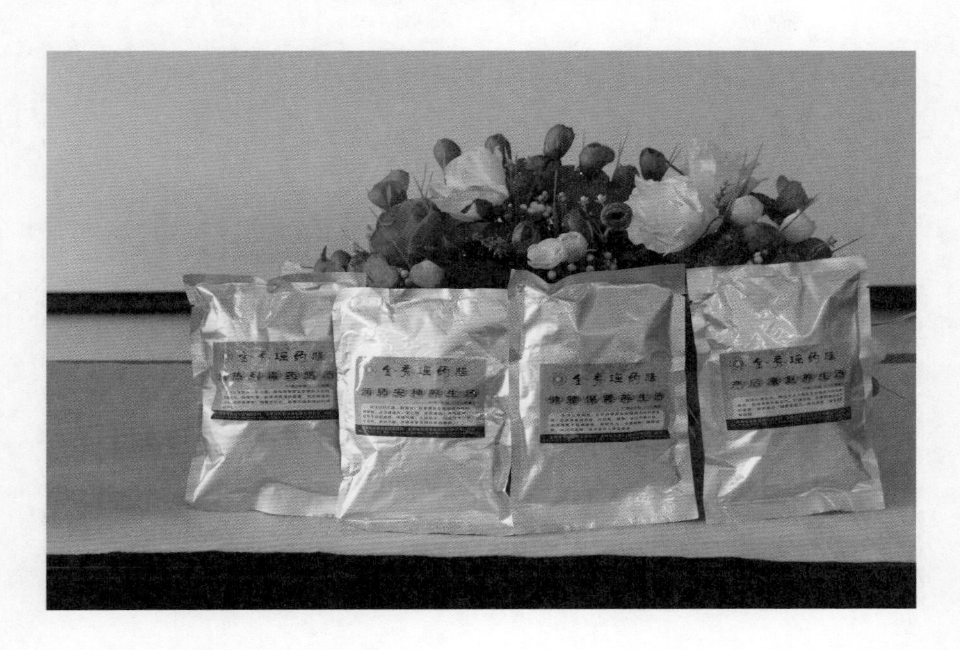

瑶药药膳汤系列02

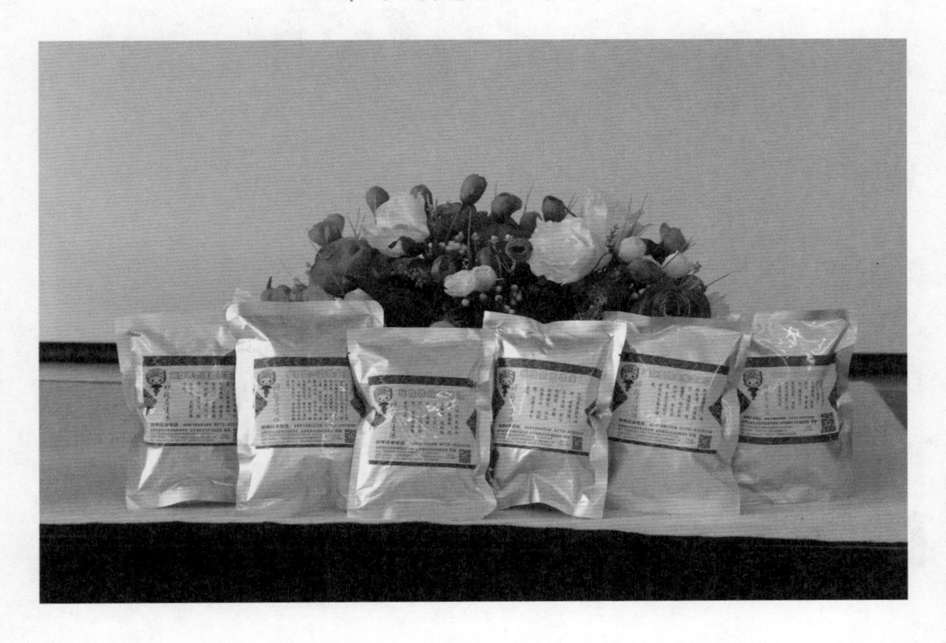

瑶药足疗包系列

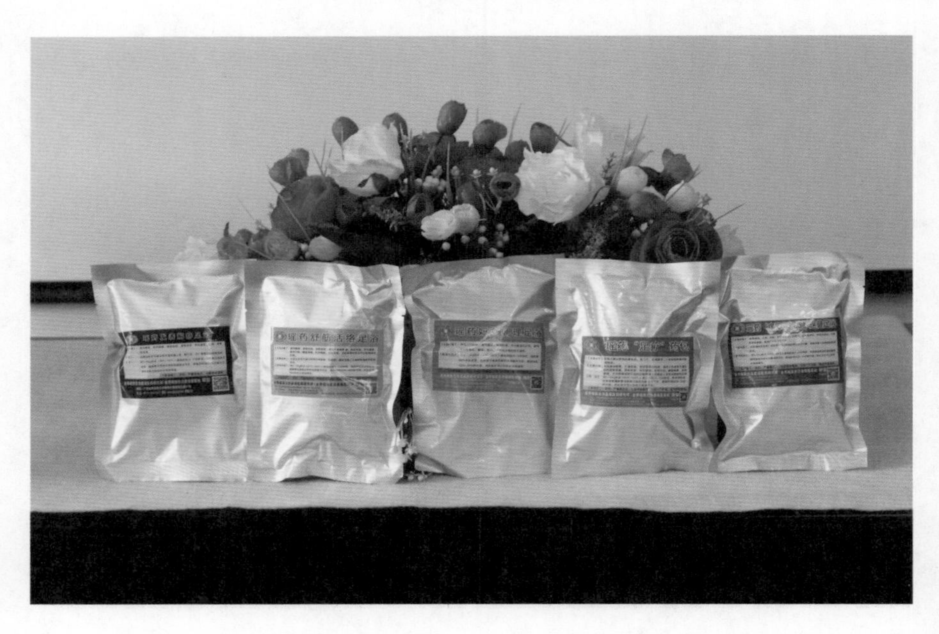

瑶药足疗包系列02

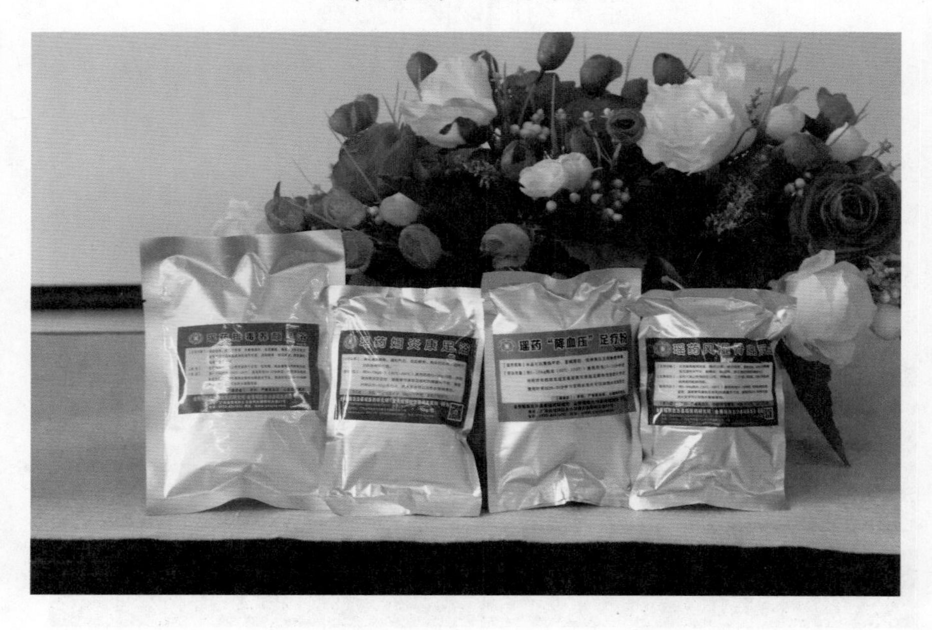

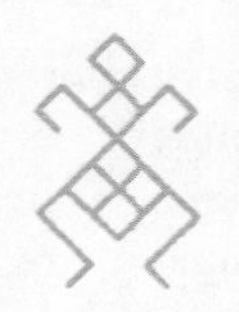

目录

一、五虎类

二、九牛类

三、十八钻类

四、七十二风类

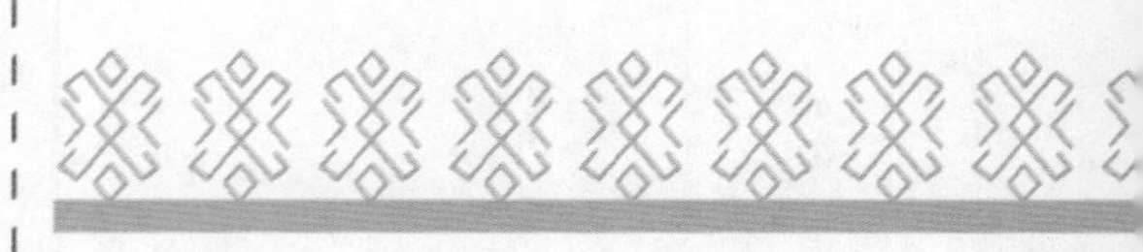

一、五虎类

上山虎　Faaux gemh ndomh maauh

■ **别名**　崖花海桐、来了壳、满山香。

■ **来源**　海桐花科植物海金子*Pittosporum illicioides* Makino的根、茎、叶。

■ **性味功用**

根、树皮、叶味苦、辛，性温；祛风活络，散瘀止痛，活血止血，解毒消肿。种子味苦，性寒；涩肠固精，清热消肿。主治风湿、类风湿性关节炎，小儿麻痹症，产后风瘫，坐骨神经痛，牙痛，胃痛，高血压，哮喘，跌打损伤，骨折，蛇咬伤，过敏性鼻炎。内服10~30克，外用适量按摩。

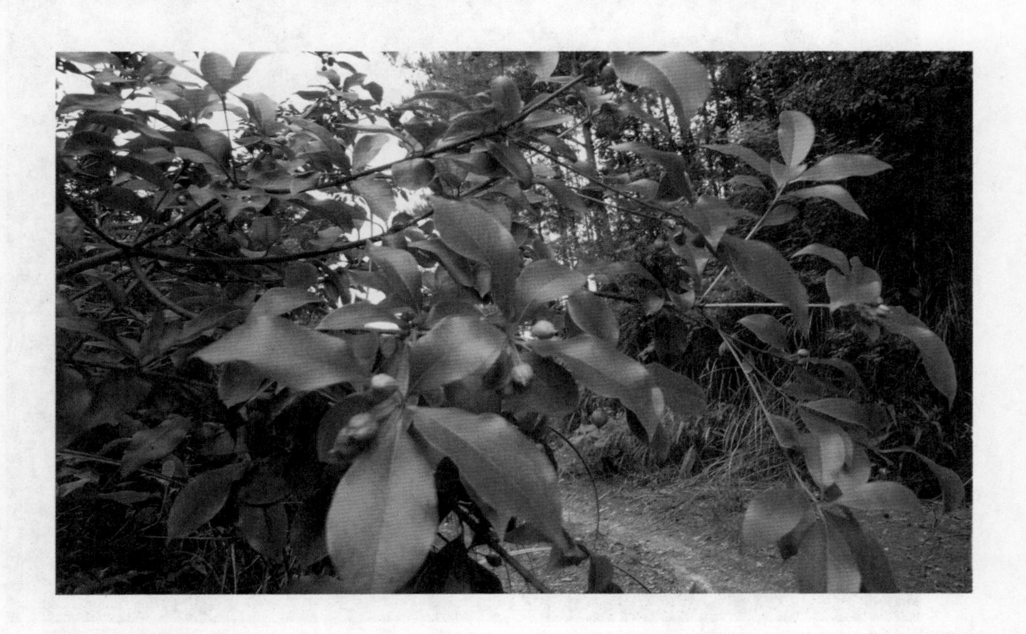

药用歌谣

神经衰弱上山虎　小钻果配夜交藤
若是坐骨神经痛　凉伞牛七白背桐

下山虎 Njiec gemh ndomh maauh

■ **别名** 白珠树、满山香。

■ **来源** 杜鹃花科植物滇白珠*Gaultheria leucocarpa* Bl. var. *crenulata* (Kurz) T. Z. Hsu 的全株。

■ **性味功用**

味苦、辛，性温。祛风除湿，舒筋活血，活血止痛，健胃消食。主治消化不良，食欲不振，胃寒痛，急性肠炎，痧气，风湿性关节炎，类风湿性关节炎，风湿痹痛，产后风瘫，尿闭，跌打损伤。内服6~9克。

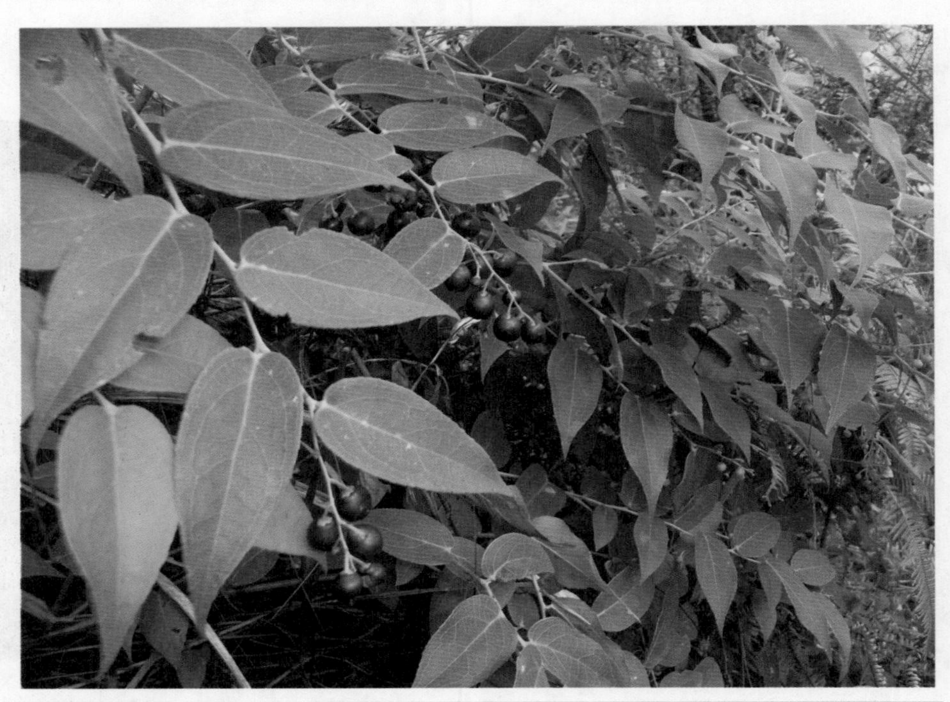

药用歌谣

风打相兼下山虎　祛风活络又舒筋
产后痛风大红钻　枫荷方钻黄花参

入山虎　Bieqc gemh ndomh maauh

■ **别名**　入地金牛、两面针、花椒刺。

■ **来源**　芸香科植物两面针*Zanthoxylum nitidum*（Roxb.）DC.的根茎。

■ **性味功用**

味苦、辛，性温，有小毒。祛风活血，麻醉止痛，清热解毒，消肿，止血。主治风湿性关节炎，类风湿关节炎，坐骨神经痛，腰肌劳损，胃痛，腹痛，牙痛，咽喉肿痛，感冒头痛，胃溃疡，十二指肠溃疡，胆道蛔虫，跌打损伤，外伤出血，毒蛇咬伤。内服3~9克。

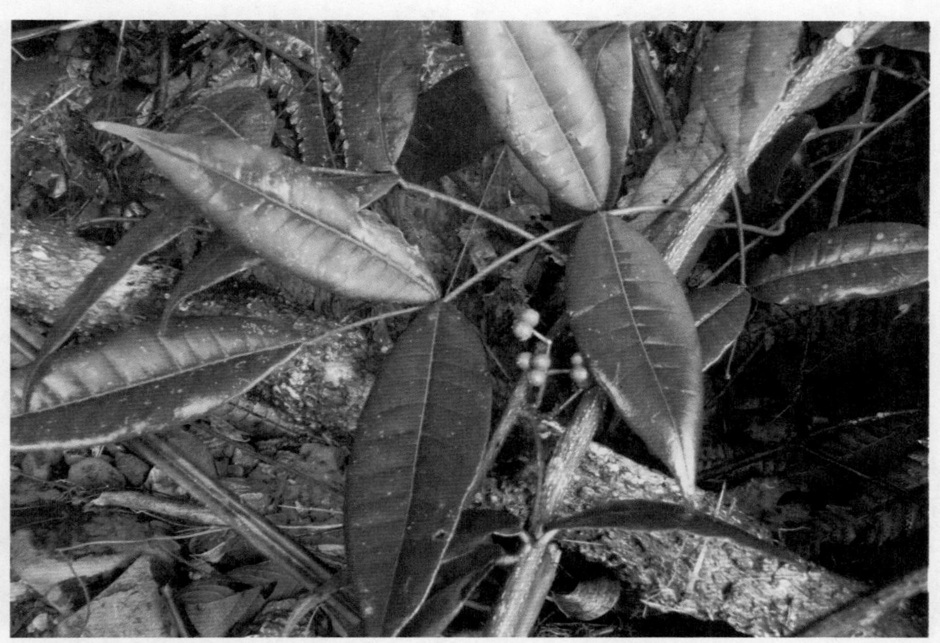

药用歌谣

入山虎是两面针　消肿止痛走神经
牙痛就配金耳环　胃痛大钻花椒根

毛老虎　Bei ndomh maauh

■ **别名**　黄杜鹃、闹羊花、三钱三、一杯倒、一杯醉。

■ **来源**　杜鹃花科植物羊踯躅*Rhododendron molle*（Blume）G. Don的根或全株。

■ **性味功用**

味辛，性温，有大毒。祛风除湿，活血散瘀，麻醉止痛，止咳平喘，消肿，杀菌止痒。主治风湿性关节炎，类风湿性关节炎，腰腿痛，腰椎间盘突出，神经痛，慢性支气管炎，跌打损伤，疥癣，龋齿疼痛。内服1.5~3克。

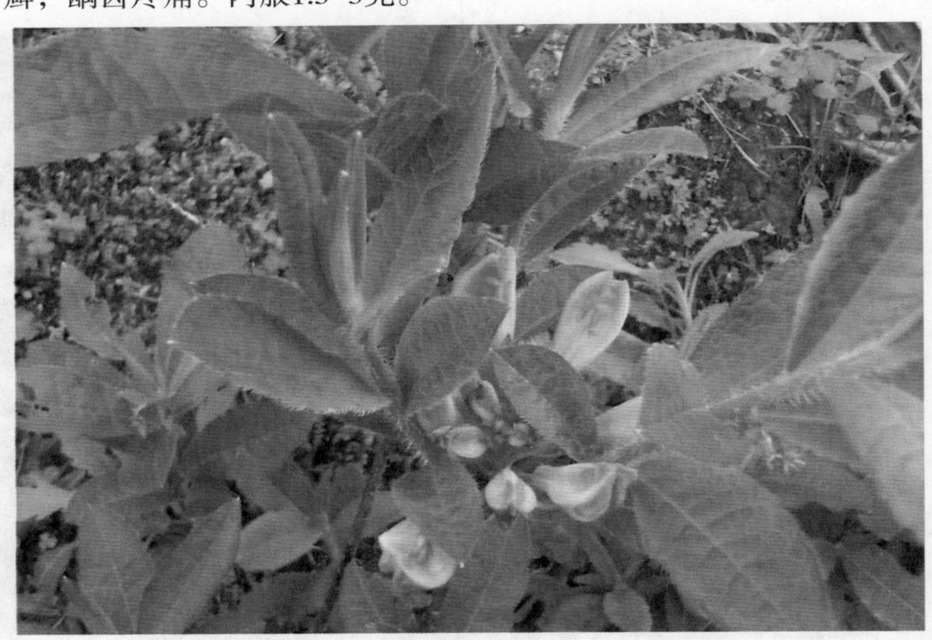

药用歌谣

风湿骨痛毛老虎　大钻小钻九龙藤
加八百力浸好酒　也治腰突与增生

猛老虎　Mongv ndomh maauh

■ **别名**　白竹花、白雪花、铁茉莉、千槟榔、照药。

■ **来源**　白花丹科植物白花丹*Plumbago zeylanica* Linn.的全株。

■ **性味功用**

味苦、辛，性微温，有小毒。祛风除湿，散瘀消肿，消积杀菌，止痛。主治风湿骨痛，关节痛，腰腿痛，慢性肝炎，肝硬化，肝区疼痛，脾肝肿大，闭经，跌打损伤，痈疮肿毒，乳腺炎，牛皮癣，毒蛇咬伤，小儿疳积。内服9~15克。

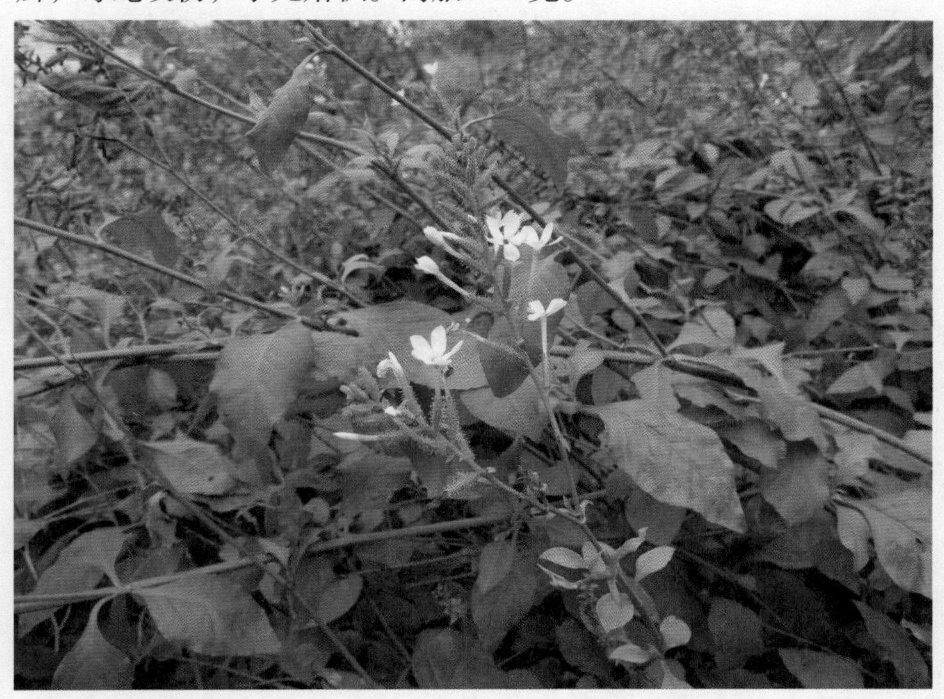

药用歌谣

猛老虎是白花丹　散瘀祛湿又治肝
治得风湿关节痛　杀菌治癣治蛇伤

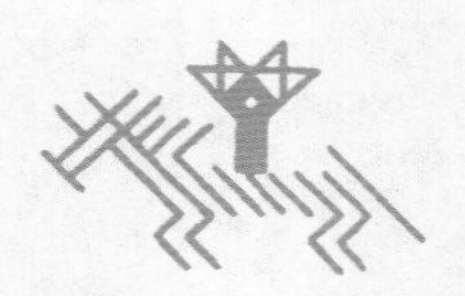

二、九牛类

红九牛 Siqv juov ngungh

■ **别名** 土杜仲、红杜仲、老鸦嘴、白胶藤。

■ **来源** 夹竹桃科植物毛杜仲藤*Parabarium huaitingii* Chun et Tsiang的根、藤茎。

■ **性味功用**

味苦、微辛，性平，有小毒。祛风活络，强筋壮骨。主治风湿痹痛，腰腿痛，产后风，子宫脱垂，脱肛，跌打损伤，外伤出血。内服15~30克。

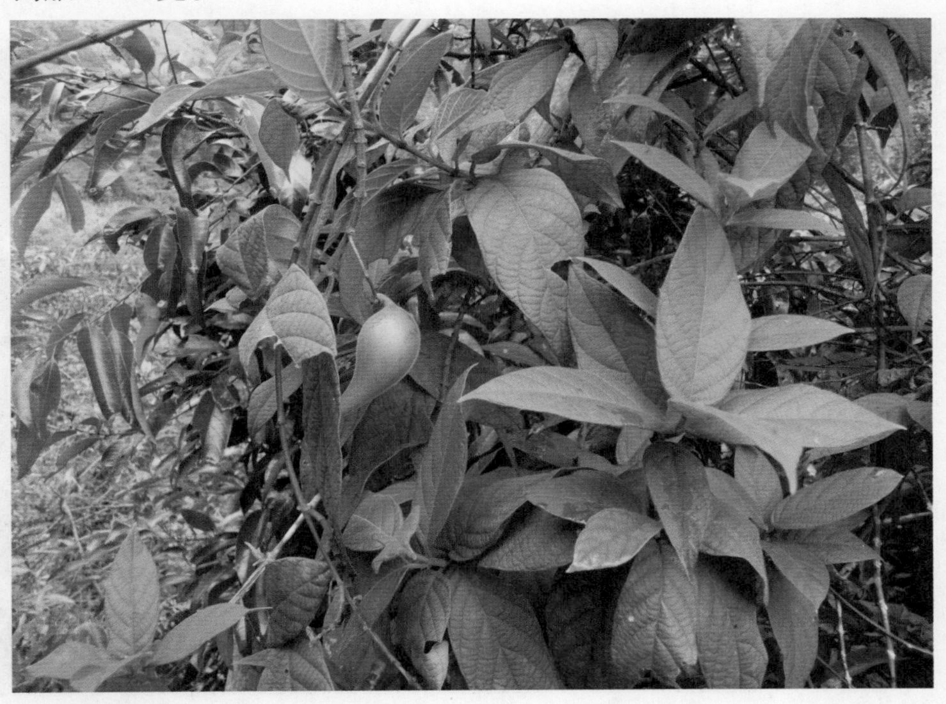

药用歌谣

强筋健骨红九牛　祛风活络痹痛灵
腰腿疼痛产后风　治疗脱肛效分明

黄九牛　Wiangh juov ngungh

■ **别名**　丢了棒、五味藤、象皮藤、一摩消、五马巡城、血皮藤。

■ **来源**　远志科植物蝉翼藤*Securidaca inappendiculata* Hassk.的根、茎。

■ **性味功用**

味辛、苦，性微寒。清热解毒，利尿，活血散瘀，消肿止痛。主治风湿骨痛，跌打损伤，急性胃肠炎。内服3~15克。

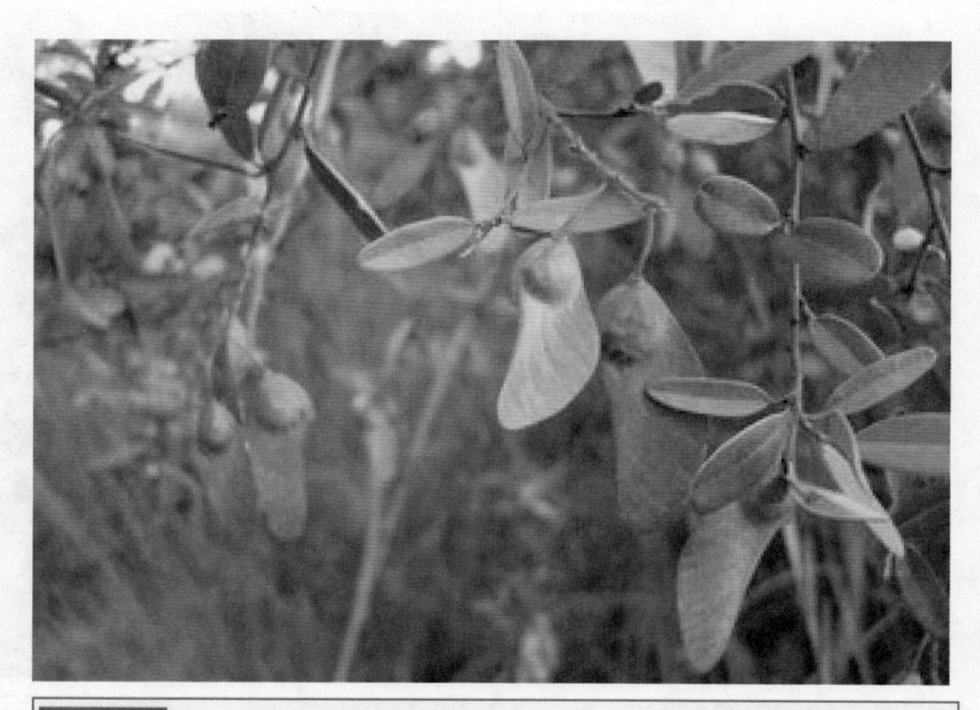

药用歌谣

五虎巡城黄九牛　散瘀止痛治跌伤
风湿骨痛加罗伞　还要配点水泽兰

白九牛　Baeqc juov ngungh

■ **别名**　那藤、七姐妹藤、牛藤。

■ **来源**　木通科植物五指那藤*Stauntonia obovatifoliola* Hayata subsp. *intermedia*(C. Y. Wu)T. Chen的根、茎、叶、果实。

■ **性味功用**

味苦，性凉。清热解毒，强心镇痛，利水。主治风湿性关节痛，头痛，内脏疼痛，神经痛，热淋，疝气痛，外伤疼痛。内服20~50克。

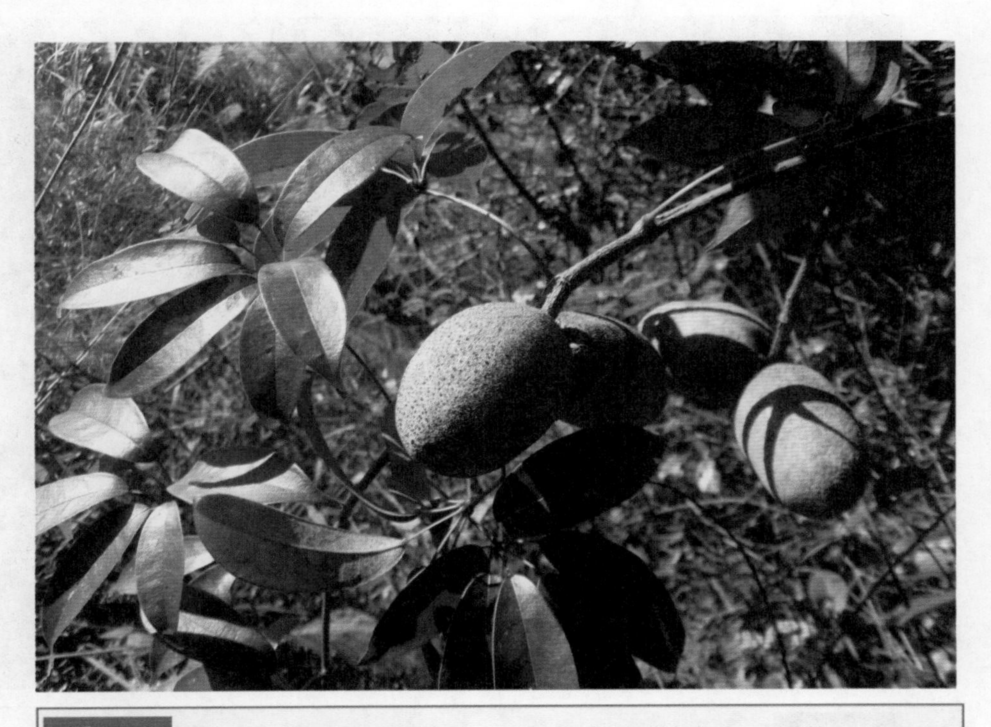

药用歌谣

七姐妹藤白九牛　清热利水治热淋
强心镇得内脏痛　疝气外伤痛可停

绿九牛　Luoqc juov ngungh

■ **别名**　大花老鸭嘴、土玄参、土牛七、鸭嘴参、通骨消、假山苦瓜、葫芦藤。

■ **来源**　爵床科植物大花山牵牛*Thunbergia grandiflora* (Rottl. ex Willd.) Roxb. 的根、茎、叶。

■ **性味功用**

味微辛，性平。舒筋活络，消肿散结，接骨。主治风湿性关节炎，腰肌劳损，四肢痹痛，跌打损伤，骨折。内服15~60克。

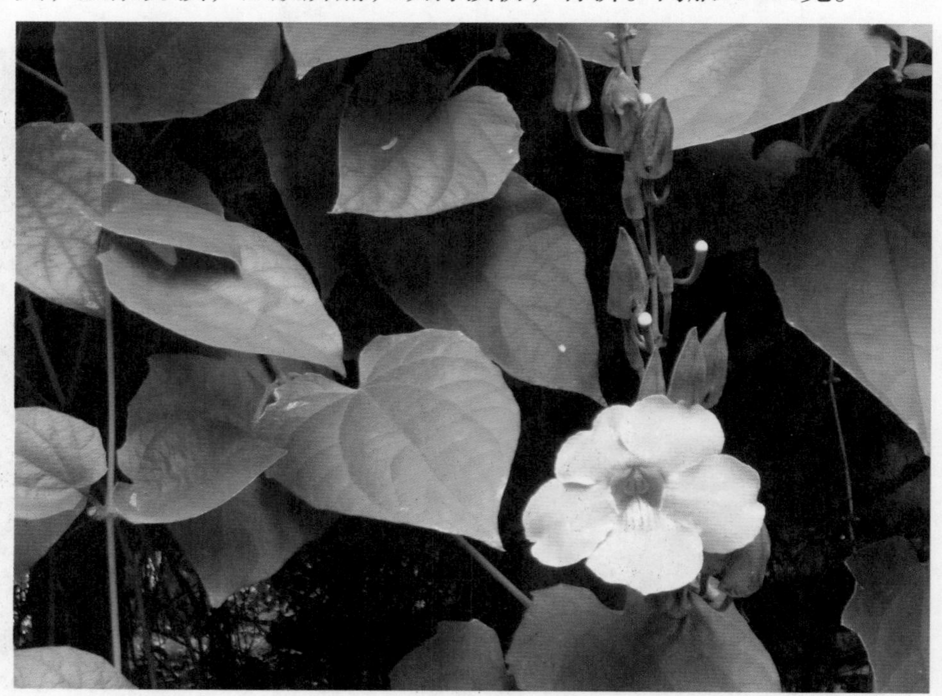

药用歌谣

四肢麻痹绿九牛　散瘀消肿可接骨
腰肌劳损配杜仲　好药不用费工夫

青九牛　Cing juov ngungh

■ **别名**　宽筋藤、松筋藤。

■ **来源**　防已科植物中华青牛胆*Tinospora sinensis*（Lour.）Merr的茎、叶。

■ **性味功用**

味微苦，性凉。祛风除湿，舒筋活络，消肿止痛。主治风湿性关节炎，风湿痹痛，腰肌劳损，坐骨神经痛，半身麻痹，阳痿，脑膜炎后遗症，跌打损伤后肌腱挛缩，抽筋，骨折，无名肿毒，乳腺炎，疮疥。内服15~30克。

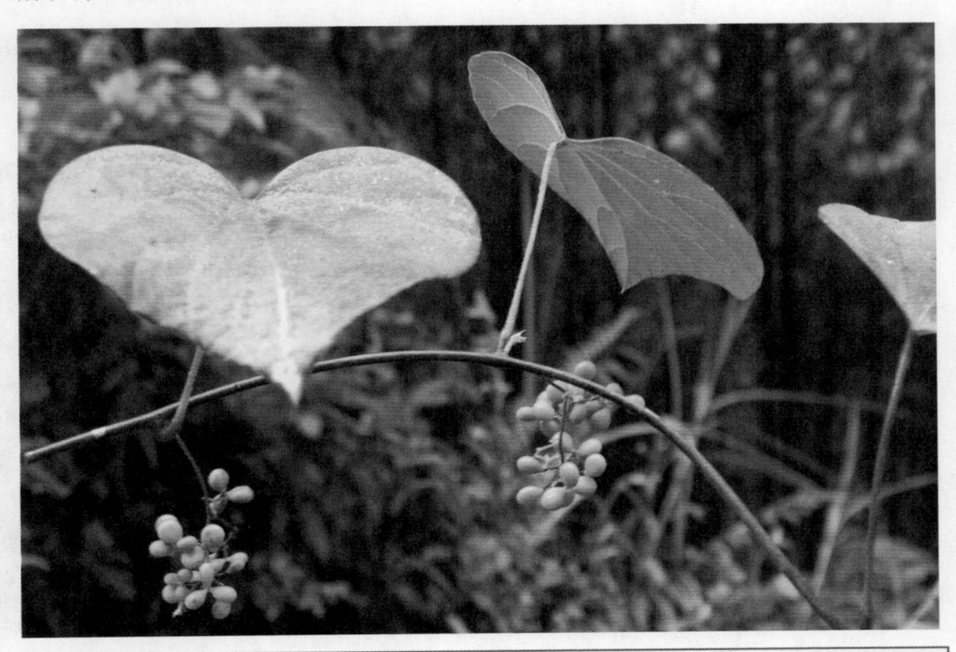

药用歌谣

宽筋松筋青九牛　治身麻痹和抽筋
腰肌劳损并阳痿　此病不治死得人

蓝九牛 Mbuov juov ngungh

■ **别名** 三叶木通、三叶藤、田果藤、八月瓜藤。

■ **来源** 木通科植物白木通*Akebia trifoliata*（Thunb.）Koidz subsp. *australis*（Diels）T. Shimizu的根、茎、果实。

■ **性味功用**

味苦，性凉。果实行气活血，生津止渴，清热利尿；茎宁心除烦，生津止渴，退热，通经活络；根祛风，利尿，行气痛，活血。果实主治胃痛，疝气痛，睾丸肿痛，腰痛，遗精，月经不调，白带病，子宫脱垂；茎主治淋浊，水肿，脚营养性不良浮肿，胸痛，咽喉痛，健忘，月经不调，经闭，乳汁缺乏；根主治风湿性关节痛，腰背痛，筋骨痛，疝气痛，小便不利，白带病，血崩，跌打损伤。内服6~60克。

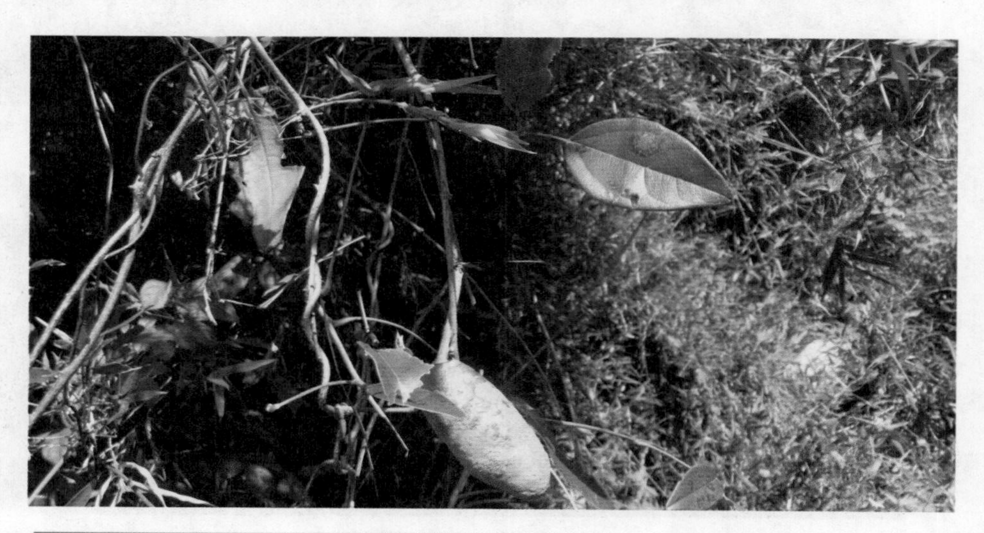

药用歌谣

三叶木通蓝九牛　宁心除烦和生津
利水通淋与疝气　治崩治带又调经

紫九牛 Maeng juov ngungh

■ **别名** 血风藤、铁牛入石、红穿破石。

■ **来源** 鼠李科植物翼核果*Ventilago leiocarpa* Benth.的根、茎。

■ **性味功用**

味苦，性温。养血祛风，舒筋活络，固肾益精。主治贫血头晕，月经不调，闭经，慢性肝炎，肝硬化，风湿筋骨疼痛，风湿性关节炎，腰肌劳损，四肢麻木，神经痛，跌打损伤，内伤。内服15~30克。

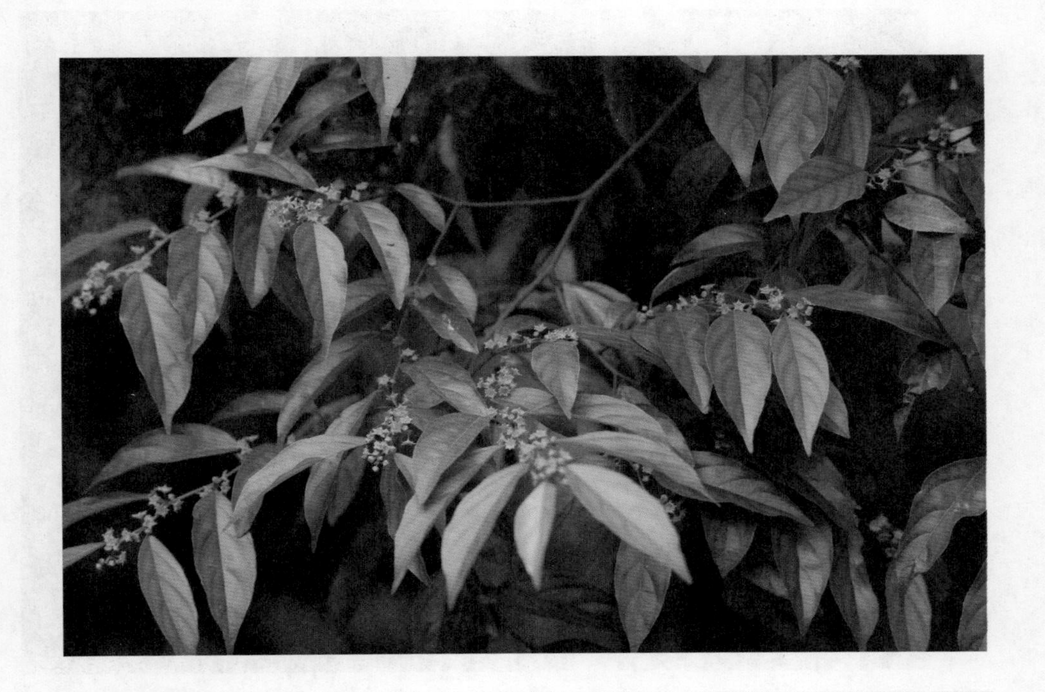

药用歌谣

紫九牛是穿破石　益精固肾保腰肌
慢性肝炎胆囊炎　神经衰弱也可医

黑九牛　Gieqv juov ngungh

■ **别名**　一抓根。

■ **来源**　毛茛科植物威灵仙*Clematis chinensis* Osbeck的根、藤、茎、叶。

■ **性味功用**

根味辛、微苦，性温。祛风降湿，通经活络，止痛，利尿消肿。主治风湿痹痛，经骨疼痛，关节不利，四肢麻木，腰肌劳损，小便不利，浮肿，跌打损伤，骨鲠喉。内服9~15克。

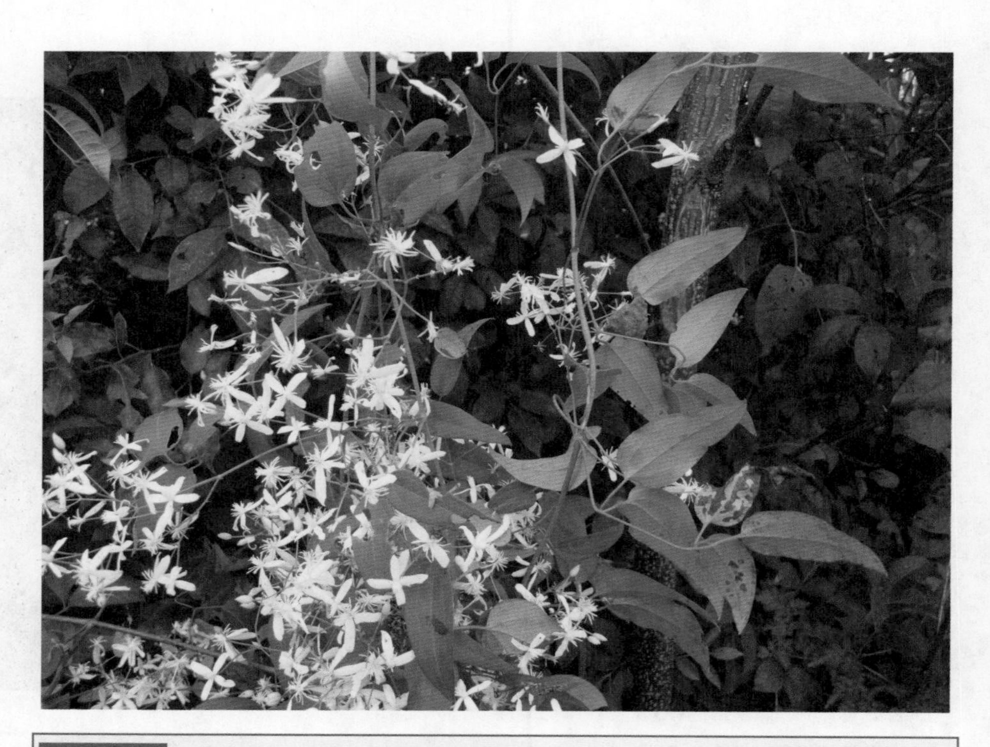

药用歌谣

黑九牛是威灵仙　风湿麻痹你莫嫌
产后浮肿咽喉痛　早用一天好一天

橙九牛　Zah juov ngungh

■ **别名**　九牛入石、大山橙。

■ **来源**　夹竹桃科植物尖山橙*Melodinus fusiformis* Champ. ex Benth的全株。

■ **性味功用**

味苦、辛，性平，属风打相兼药。祛风湿，活血。主治风湿痹痛，跌打损伤。内服6~9克，外用适量。

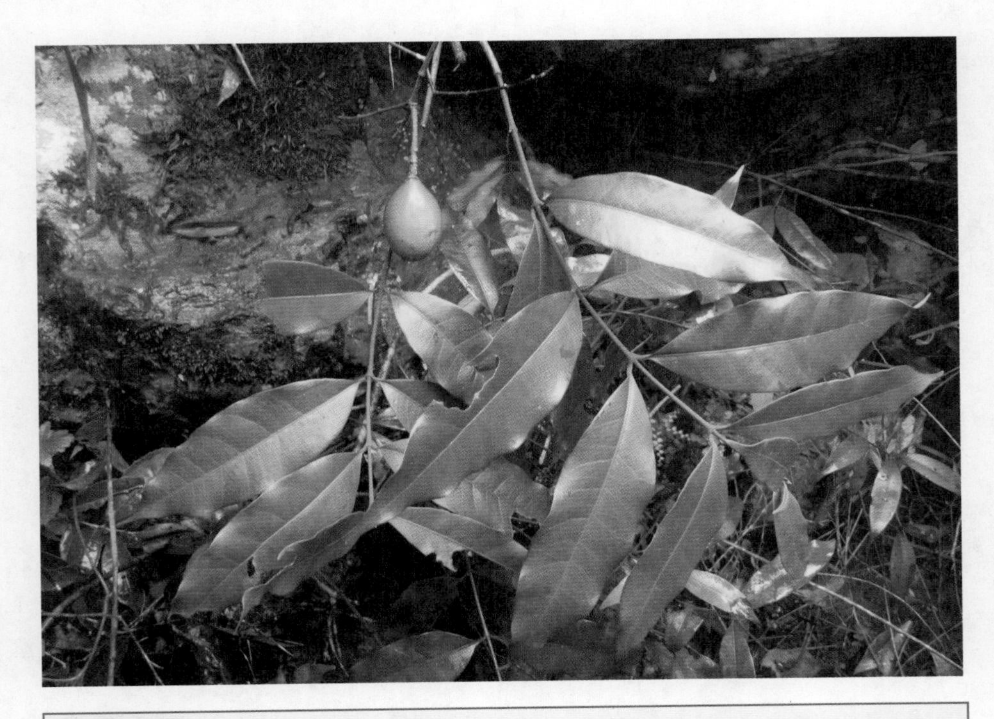

药用歌谣

橙九牛是风打药　祛风活血好处多
内服外洗同时用　风湿跌打最合适

三、十八钻类

天钻　Tinh nzunx

■ **别名**　大叶马兜铃。

■ **来源**　马兜铃科植物广西马兜铃*Aristolochia kwangsiensis* Chun et How ex C. F. Liang的块根。

■ **性味功用**

味辛、苦，性寒，有小毒，属打药。理气止痛，清热解毒，止血。主治胃痛，咽喉肿痛，肺气肿，肾炎水肿，蛇虫咬伤，外伤出血，黄花疮。内服9~12克。

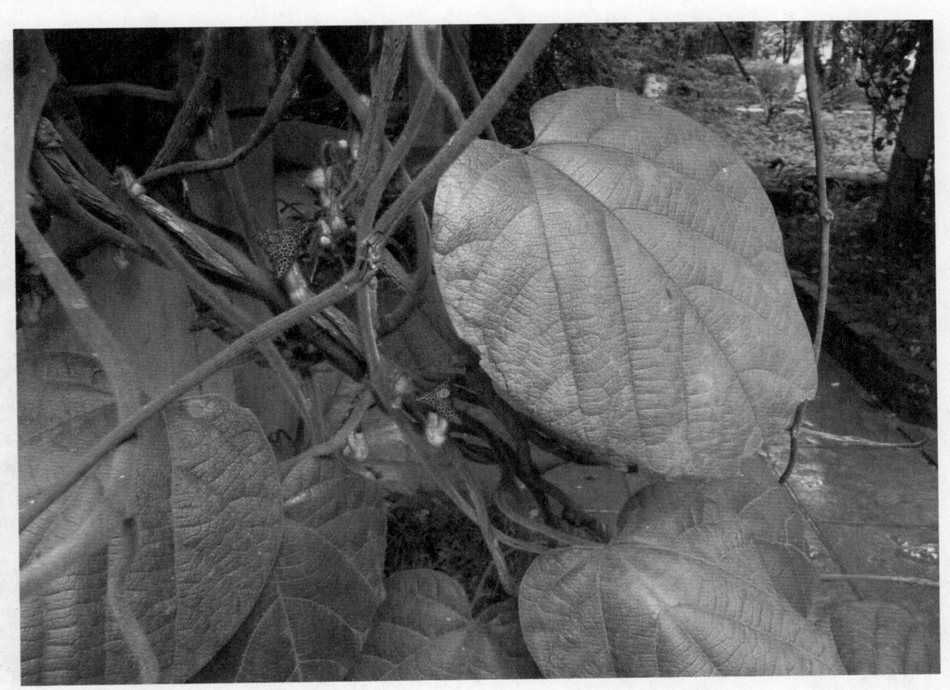

药用歌谣

天钻即为马兜铃　用治咽喉胃肺肾
蛇虫外伤黄花疮　清热解毒止痛灵

地钻　Deic nzunx

■ **别名**　掏马桩。

■ **来源**　豆科植物千斤拔*Flemingia philippinensis* Merr.et Rolfe的干燥根。

■ **性味功用**

味甘、微涩，性平，属风药。祛风利湿，消淤解毒。主治风湿痹痛，腰腿痛，腰肌劳损，白带病，慢性肾炎，痈肿，喉蛾，跌打损伤。内服15~30克，外用适量。

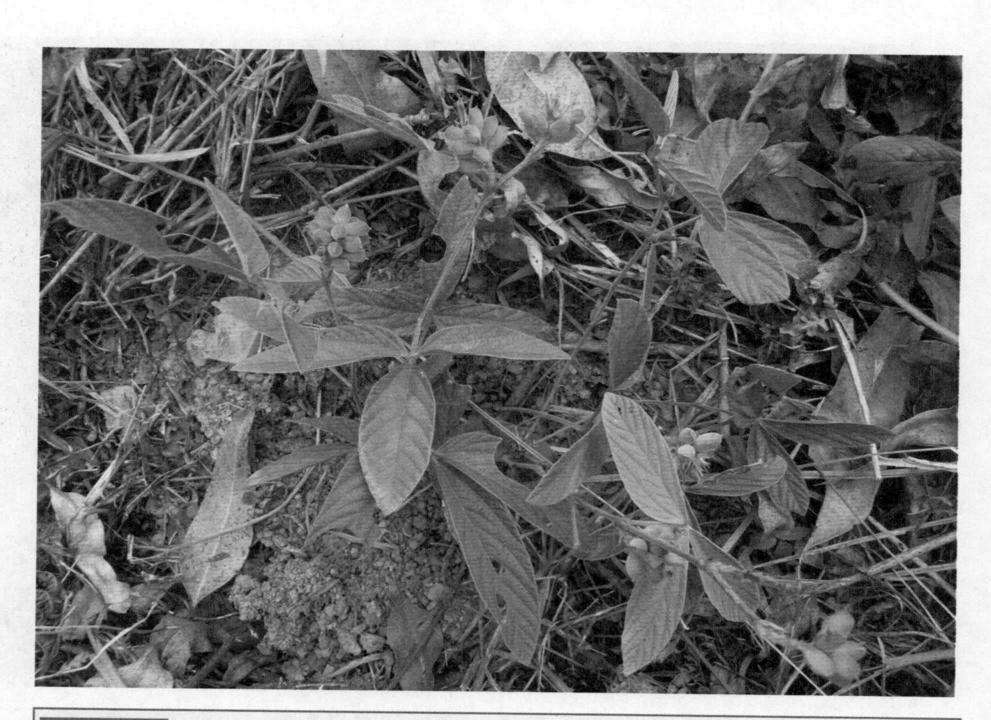

药用歌谣

地钻祛风又利湿　腰腿痛用最适宜
白带肾炎痛肿毒　喉蛾跌打也可医

大钻　Domh nzunx

■ **别名**　冷饭团、入地麝香、黑老虎。

■ **来源**　木兰科植物黑老虎*Kadsura coccinea*(Lem.)A. G. Smith的根、茎、叶。

■ **性味功用**

味辛、微苦，性温。理气止痛，祛风除湿，散瘀消肿，舒筋活络。主治风湿性关节炎，风湿骨痛，腰腿痛，慢性胃炎，胃溃疡，十二指肠溃疡，痛经，产后腹痛，疝气痛，跌打损伤。内服15~30克，外用适量。

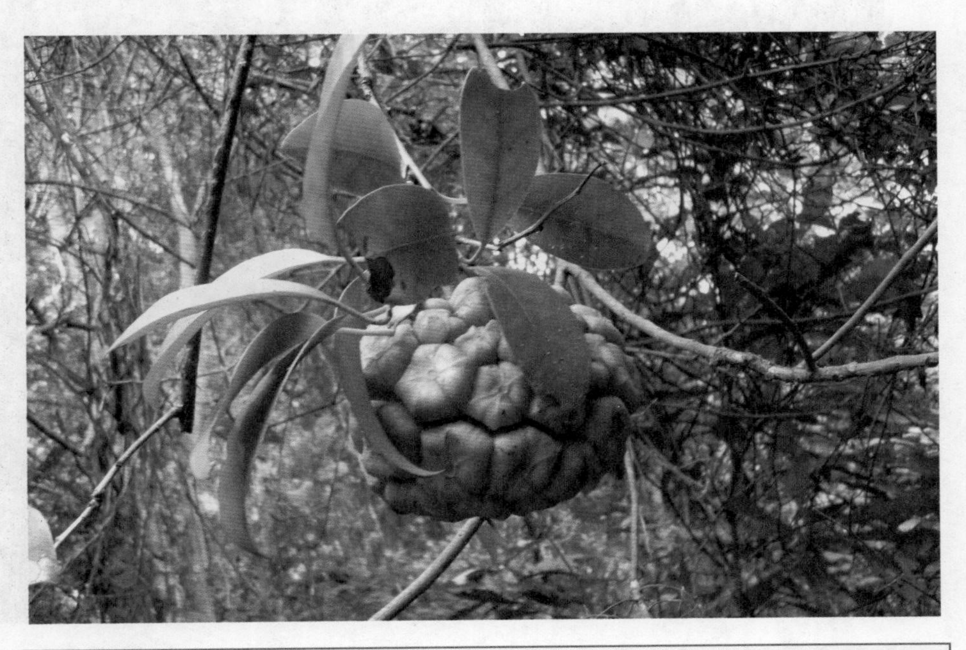

药用歌谣

大钻性温治疝气　风湿痹痛累筋骨
心胃气痛溃疡痛　医好不比你当初

小钻　Fiuv nzunx

■ **别名**　南五味子、钻骨风。

■ **来源**　木兰科植物南五味子*Kadsura longipedunculata* Finet et Gagnep.的根、藤茎。

■ **性味功用**

味辛、苦，性温。祛风活血，行气止痛，散瘀消肿。主治慢性胃炎，胃溃疡，十二指肠溃疡，腹痛，月经痛，产后腹痛，月经不调，疝气痛，风湿痹痛，筋骨痛，腰痛，跌打损伤。内服9~15克。

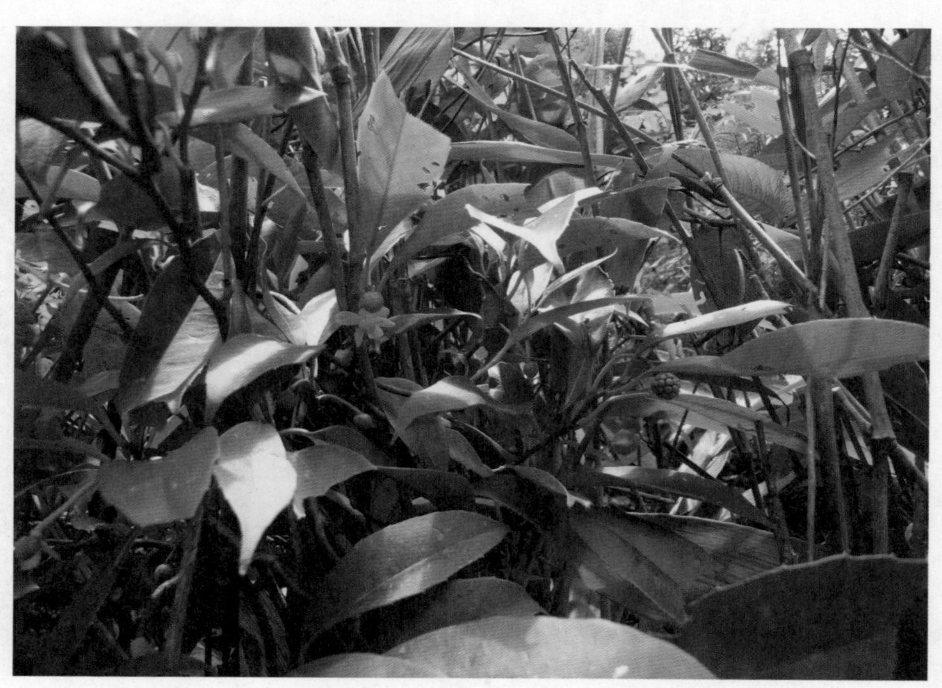

药用歌谣

小钻行气又止痛　腹痛经痛效力同

疝痛筋痛腰腿痛　跌打损伤一理容

大红钻 Domh hongh nzunx

■ **别名** 红吹风、风藤、大饭团。

■ **来源** 木兰科植物异形南五味子*Kadsura heteroclite*（Roxb.）Craib.的根、老藤。

■ **性味功用**

味辛，性微温。祛风除湿，理气止痛，活血散瘀，消肿，舒筋活络。主治风湿骨痛，腰腿痛，坐骨神经痛，急性胃肠炎，慢性胃炎，胃溃疡，十二指肠溃疡，月经痛，产后腹痛，产后风瘫，跌打损伤。内服15~30克。

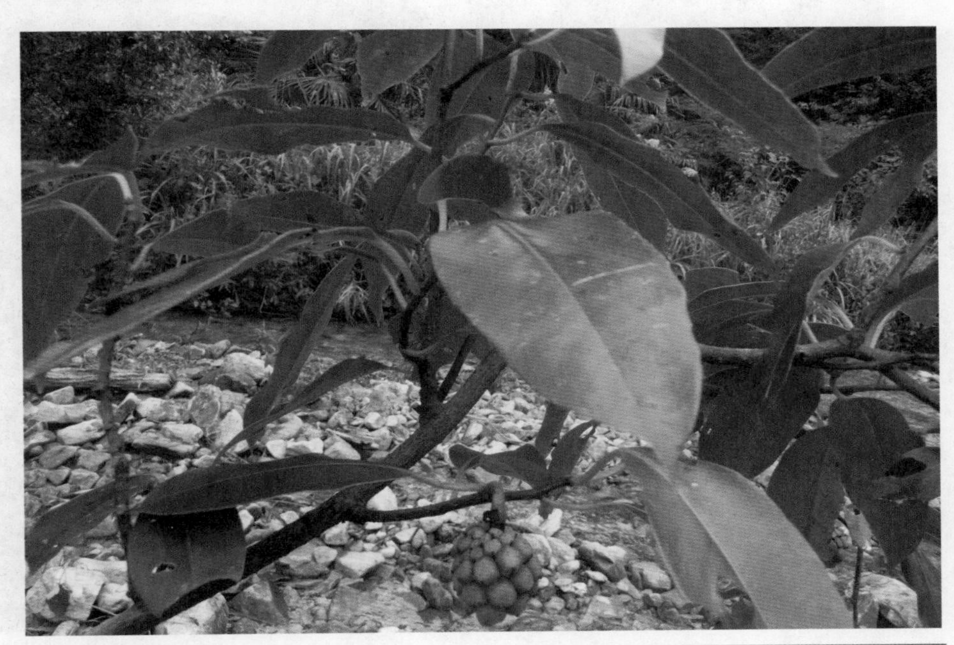

药用歌谣

产后腹痛大红钻　风湿胃痛胃溃疡
产后风湿煎水洗　散瘀活血治损伤

小红钻 Fiuv hongh nzunx

■ **别名** 水灯盏、饭团藤、细风藤。

■ **来源** 木兰科植物冷饭藤*Kadsura oblongifolia* Merr.的根、藤茎。

■ **性味功用**

味甘，性温。祛风除湿，行气止痛。主治胃痛，腹痛，痛经，风湿疼痛，跌打损伤，骨折。内服15~20克，外用适量。

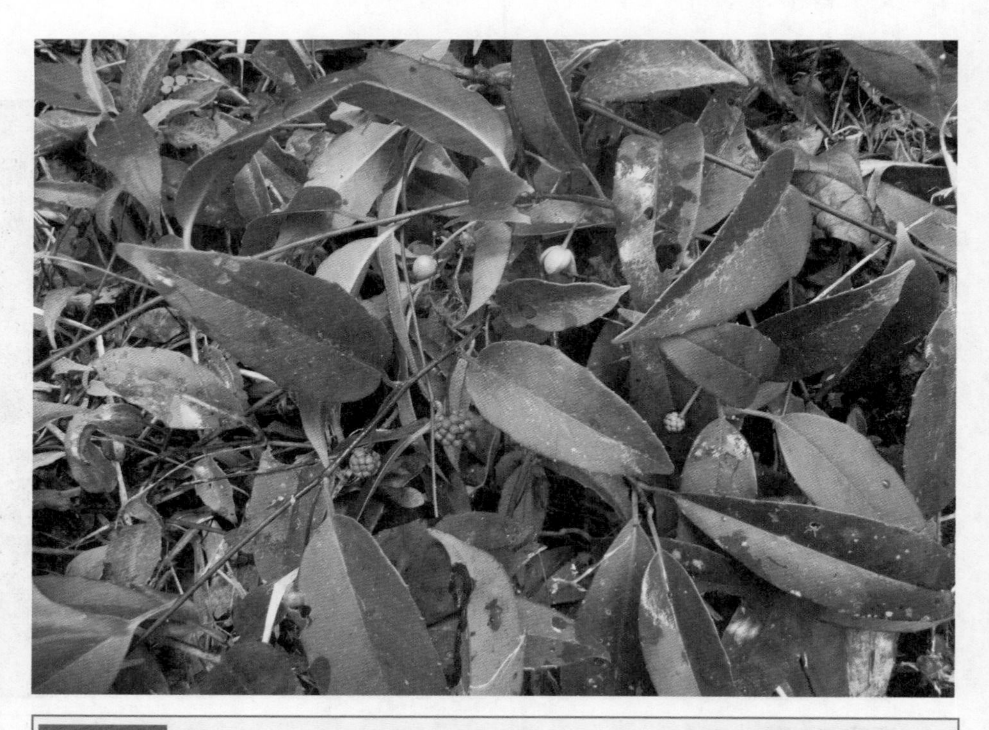

药用歌谣

性温祛湿小红钻　行气止痛又生肌
妇女痛经不可少　煎加坤草更得力

黑钻 Gieqv nzunx

■ **别名** 黑风藤。

■ **来源** 清风藤科植物毛萼清风藤*Sabia limoniacea* Wall. Var. *ardisioides* (Hook. Et Arn.) L.Chen的根茎。

■ **性味功用**

味淡，性平。祛风降湿，散瘀止痛。主治风湿骨痛，产后腹痛。内服15~30克。

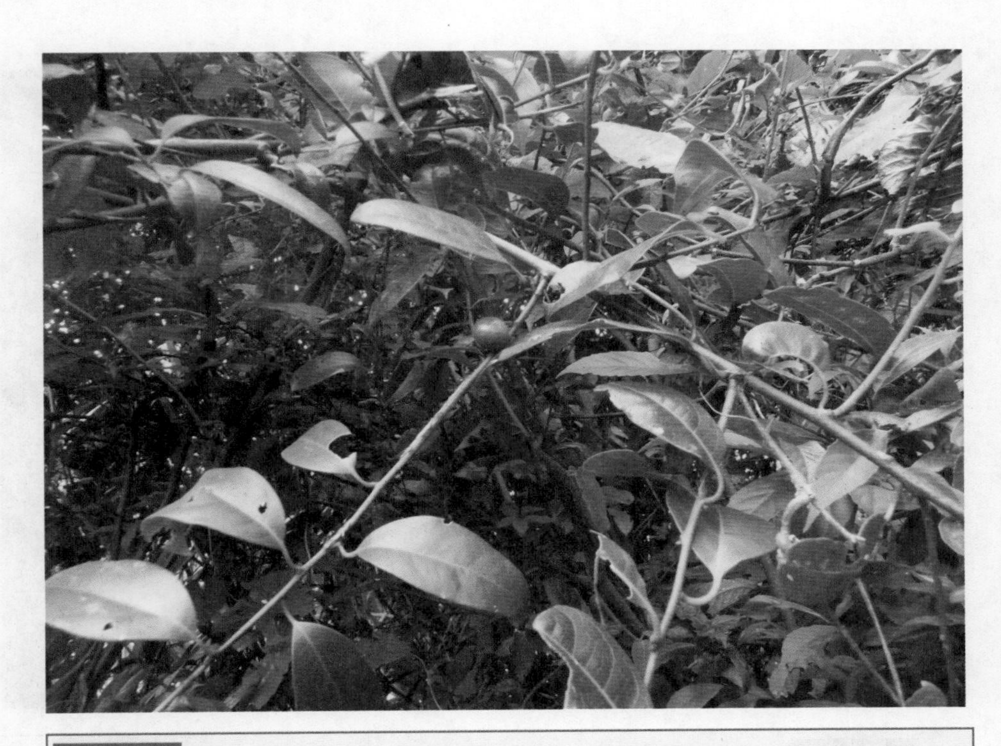

药用歌谣

黑钻就是黑风藤　产后腹痛有功能
治风除湿又止痛　性平味淡最合身

白钻　Baeqc nzunx

■ **别名**　白背铁箍散、风沙藤。

■ **来源**　木兰科植物绿叶五味子*Schisandra viridis* A. C. Smith 的根、藤茎。

■ **性味功用**

味辛，性温。祛风除湿，散瘀消肿，行气止痛。治风湿骨痛，胃痛，腹痛，跌打损伤，骨折，毒蛇咬伤。内服9~15克。

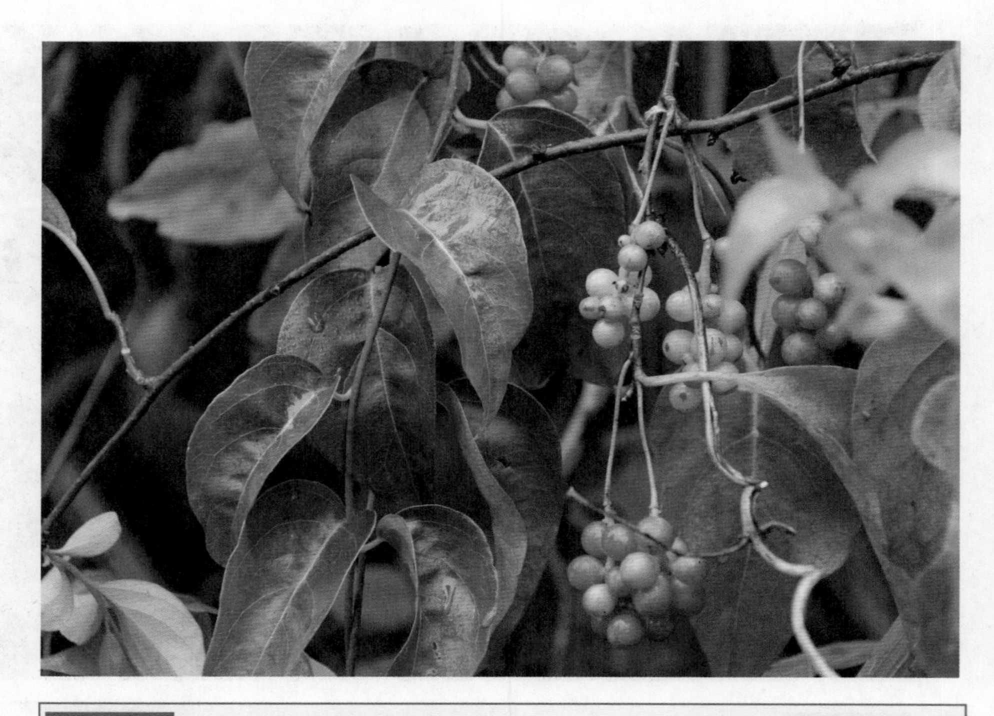

药用歌谣

腹痛胃痛用白钻　有人用它治蛇伤
散瘀消肿治跌打　行气止痛是良方

黄钻　Wiangh nzunx

■ **别名**　翼梗五味子。

■ **来源**　木兰科植物翼梗五味子*Schisandra henryi* Clarke的根、藤茎。

■ **性味功用**

味微辛，性微温。祛风除湿，活血止痛。主治风湿骨痛，坐骨神经痛，月经痛，产后腹痛，脉管炎，跌打损伤。内服15~30克。

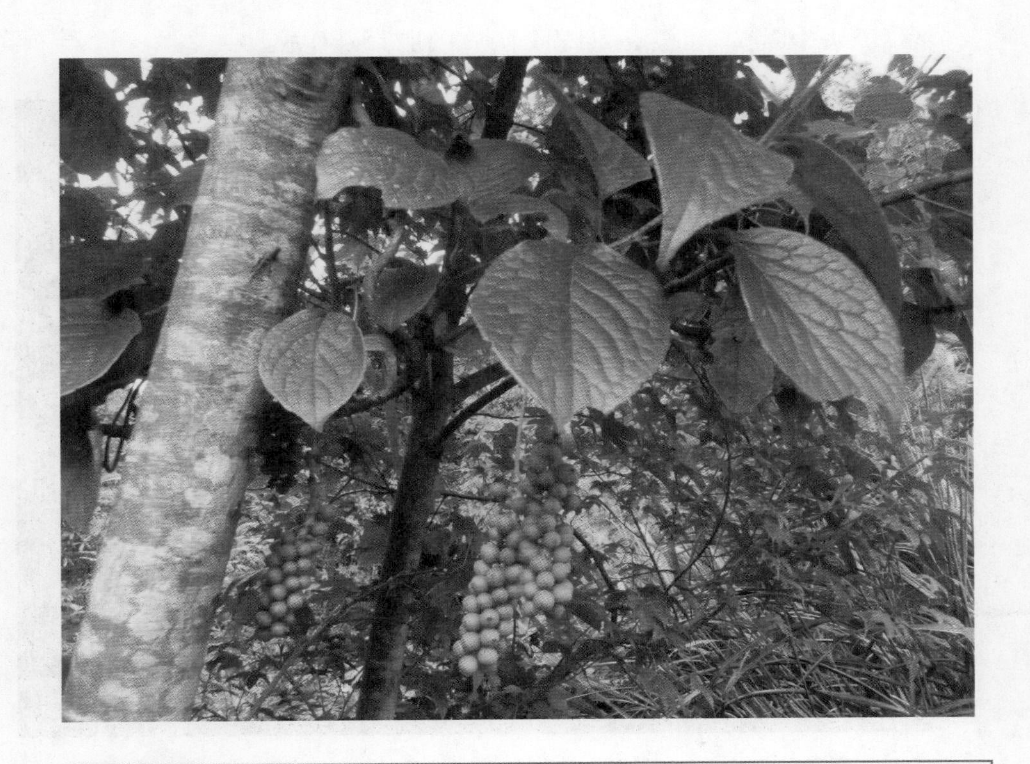

药用歌谣

黄钻性温治风湿　经痛腰痛可消除
跌打损伤脉管炎　活血止痛几得力

铜钻　Dongh nzunx

■ **别名**　丁公藤、甜果藤、黄九牛。

■ **来源**　茶茱萸科植物定心藤*Mappianthus iodoides* Hand.-Mazz 的根、茎。

■ **性味功用**

味微苦、涩，性平。祛风除湿，通经活络，活血调经，止痛。主治黄疸型肝炎，风湿性、类风湿性关节炎，月经不调，痛经，闭经，产后风痛，痈疮，毒蛇咬伤。内服15~30克。

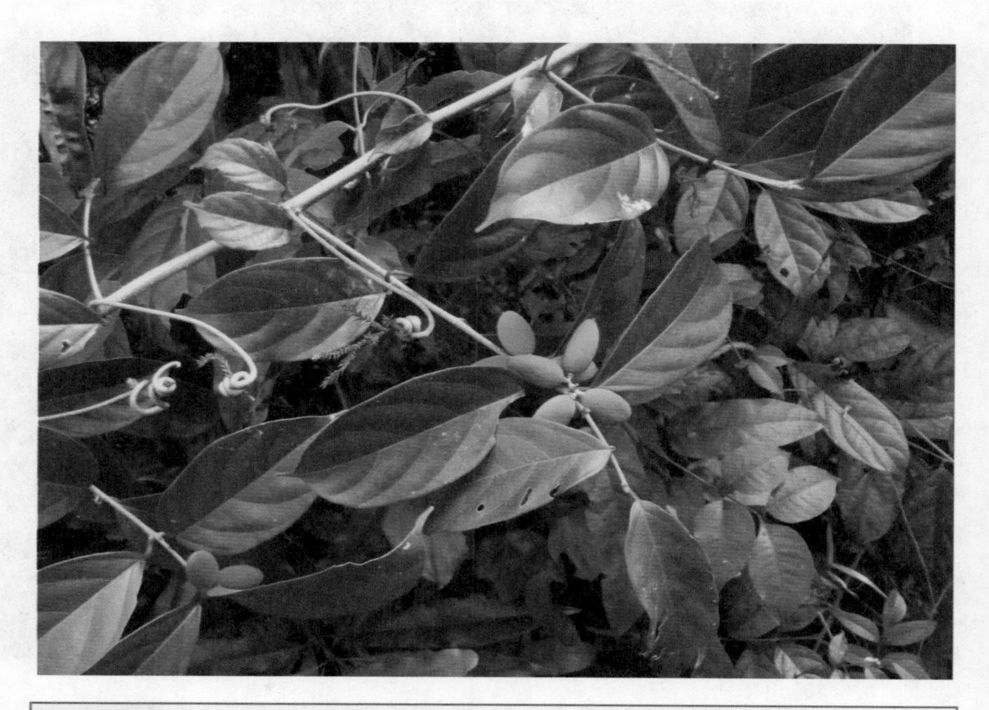

药用歌谣

铜钻可医类风湿　活血止痛又调经
痛经闭经产后风　配伍得当效如神

铁钻　Hlieqc nzunx

■ **别名**　笼藤。

■ **来源**　番茄枝科植物瓜馥木*Fissistigma oldhamii*（Hemsl.）Merr的根、藤茎。

■ **性味功用**

味辛、微涩，性温。祛风活血，消肿止痛，强筋骨。主治风湿骨痛，风湿性关节炎，手足麻木，瘫痪，神经痛，腰腿痛，小儿麻痹后遗症，小儿惊风，跌打损伤。内服9~15克。

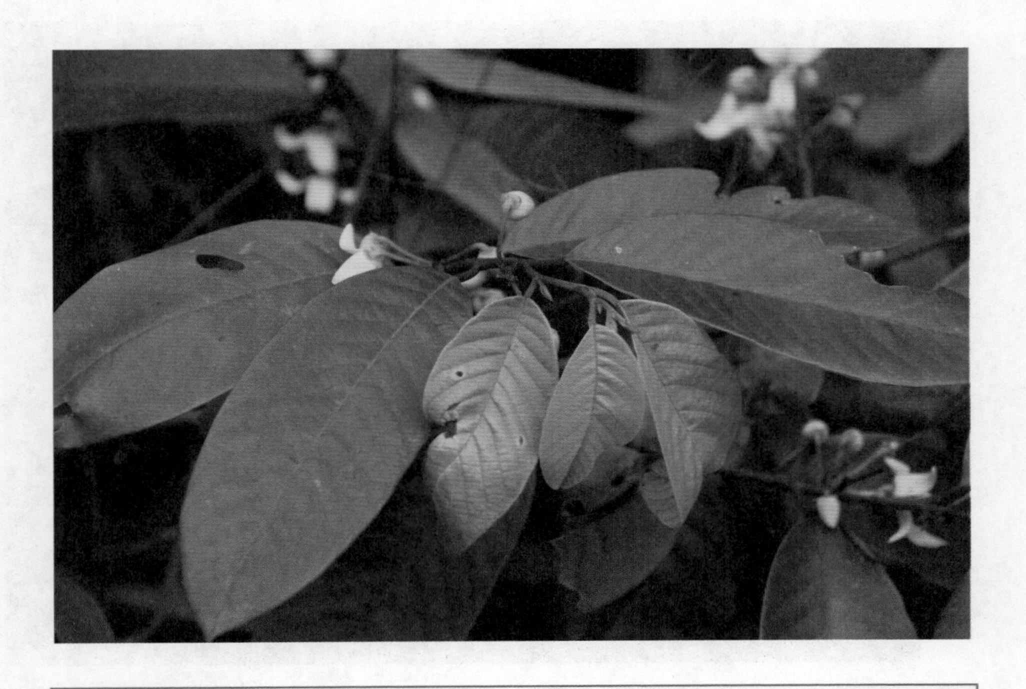

药用歌谣

小儿麻痹用铁钻　糯米风和九龙藤
加点血风牛耳风　还配仙茅土党参

双钩钻　Sungh diux nzunx

■ **别名**　金钩藤、琴吊。

■ **来源**　茜草科植物钩藤*Uncaria rhynchophylla*（Miq.）Miq. ex Havil. 的带钩茎枝。

■ **性味功用**

味甘、苦，性微寒。清热平肝，熄风定痉，降血压。主治头晕目眩，风热头痛，小儿高热惊风，高血压病，风湿性关节炎，风湿骨痛，半身不遂，坐骨神经痛。内服根15~30克、钩6~15克。

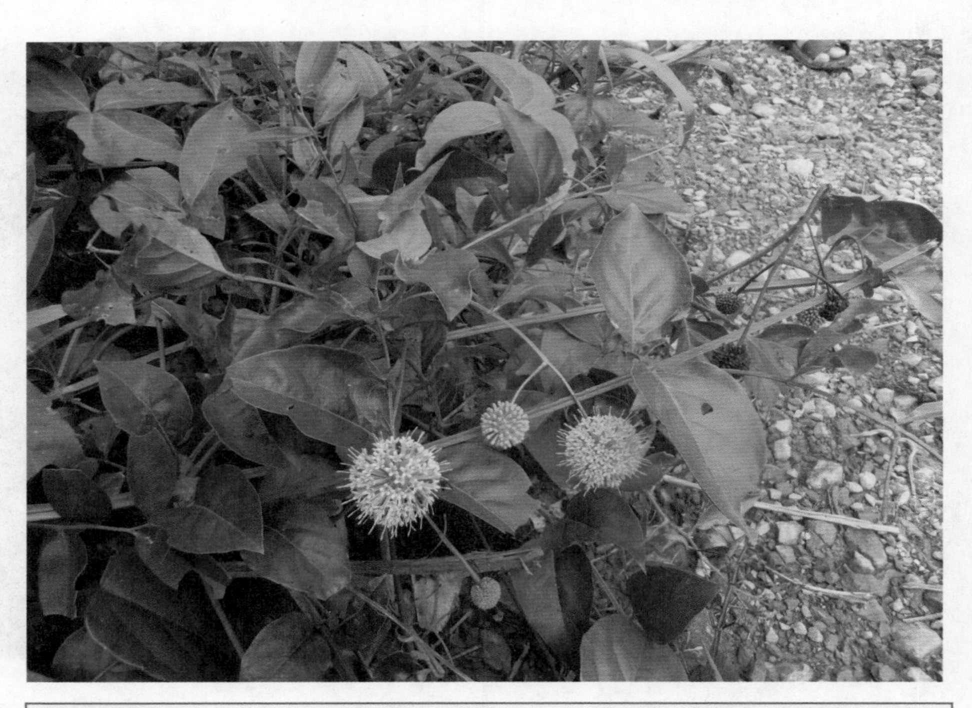

药用歌谣

平肝熄风双钩钻　此药祛湿又祛风

产后坐骨神经痛　又治小儿急惊风

四方钻　Feix bung nzunx

■ **别名**　四方藤、红四方藤。

■ **来源**　葡萄科植物戟叶白粉藤*Cissus hastate*（Miq.）Planch 的全株。

■ **性味功用**

味微酸、涩，性平。祛风除湿，宽筋活络，祛瘀生新。主治风湿痹痛，风湿性关节炎，四肢麻木，腰肌劳损，跌打损伤，关节功能障碍。内服2~30克，外用适量。

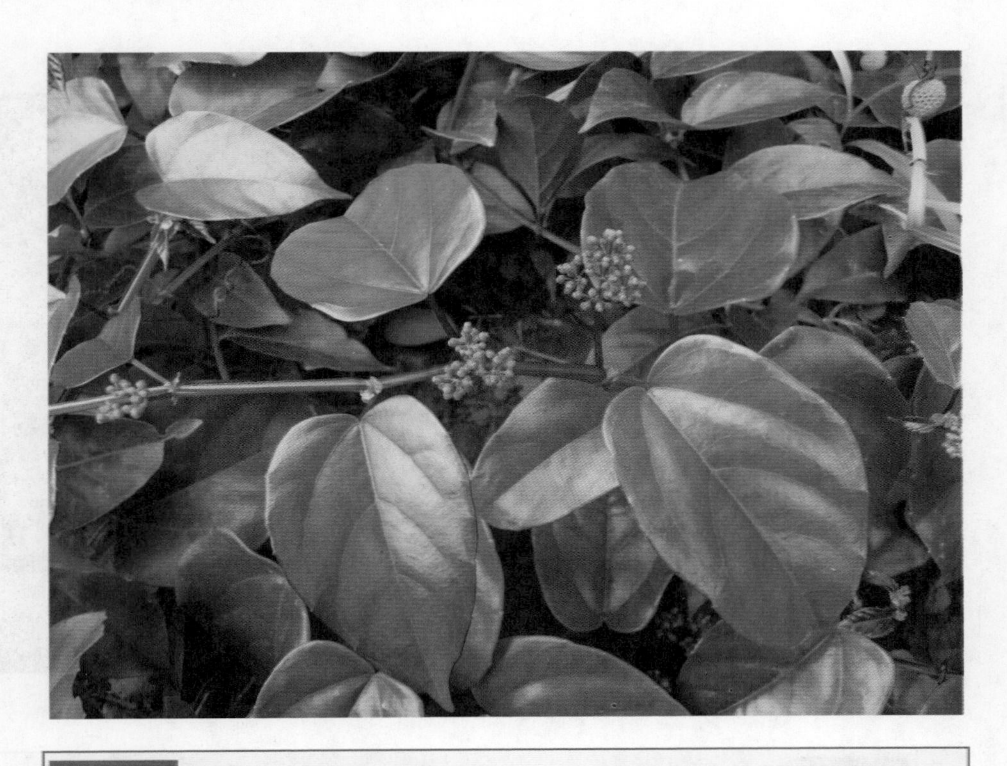

药用歌谣

四方藤是四方钻　宽筋活络又生新
关节障碍腰肌损　麻痹好了得安宁

六方钻　Luoqc bung nzunx

■ **别名**　六方钻、抽筋藤。

■ **来源**　葡萄科植物翅茎白粉藤*Cissus hexangularis* Thorel ex Planch. 的藤茎。

■ **性味功用**

味微苦，性凉。祛风活络，活血，散瘀。主治风湿关节痛，腰肌劳损，跌打损伤。内服15~30克。

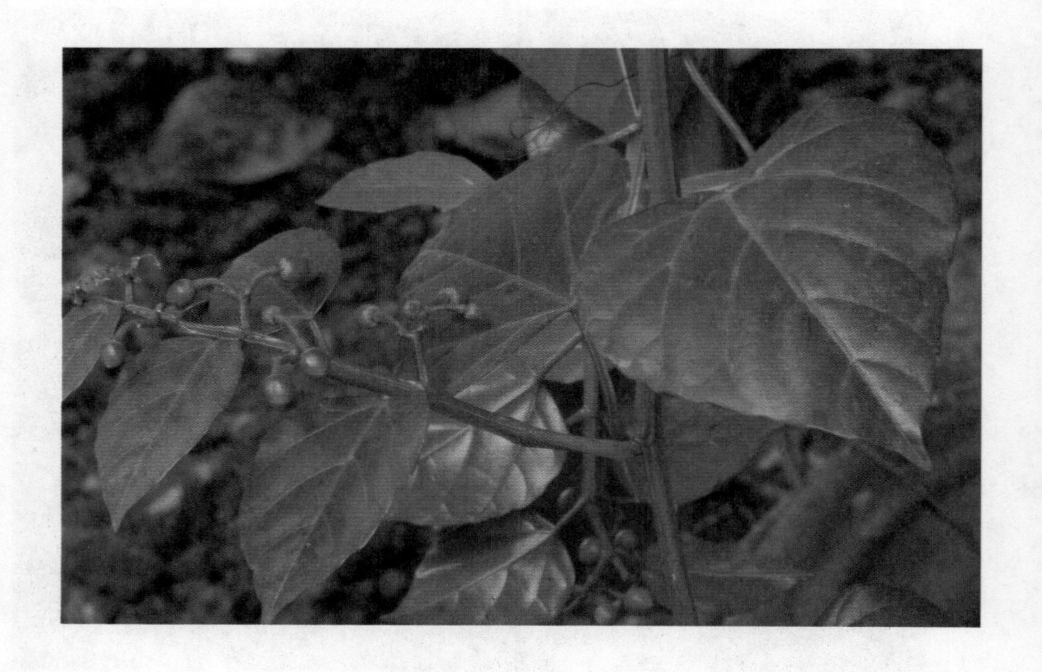

药用歌谣

祛风活络六方钻　长在小山少人知
性凉活血又散瘀　腰肌劳损用它医

九龙钻 Juov luerngh nzunx

■ **别名** 九龙藤、燕子尾、黑梅花藤、羊蹄叉。

■ **来源** 豆科植物龙须藤*Bauhinia championii*（Benth.）Benth.的藤茎。

■ **性味功用**

味苦、涩，性平。祛风除湿，通经活络，活血散瘀，消肿止痛，理气，健脾胃。主治风湿性关节炎，风湿痹痛，筋骨痛，腰腿痛，麻痹瘫痪，心气胃痛，胃溃疡，病后虚弱，小儿疳积，跌打损伤。内服15~30克。

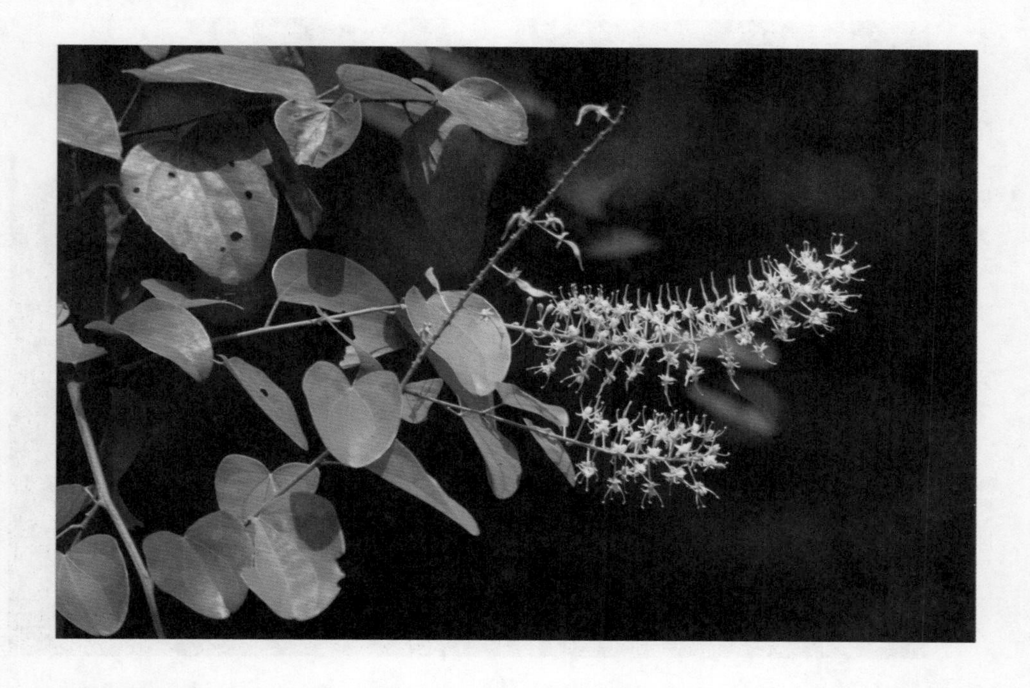

药用歌谣	
溃疡胃痛九龙钻	理气健脾又补虚
心气胃病莫犹豫	痛在肚里你心知

麻骨钻 Mah mbungv nzunx

■ **别名** 果米藤、大节藤、白钻。

■ **来源** 买麻藤科植物买麻藤*Gnetum montanum* Markgr. 的根、茎、叶。

■ **性味功用**

味微苦，性温。祛风除湿，活血散瘀，消肿止痛。主治风湿性关节炎，筋骨酸软疼痛，腰肌劳损，跌打损伤。内服15~30克。

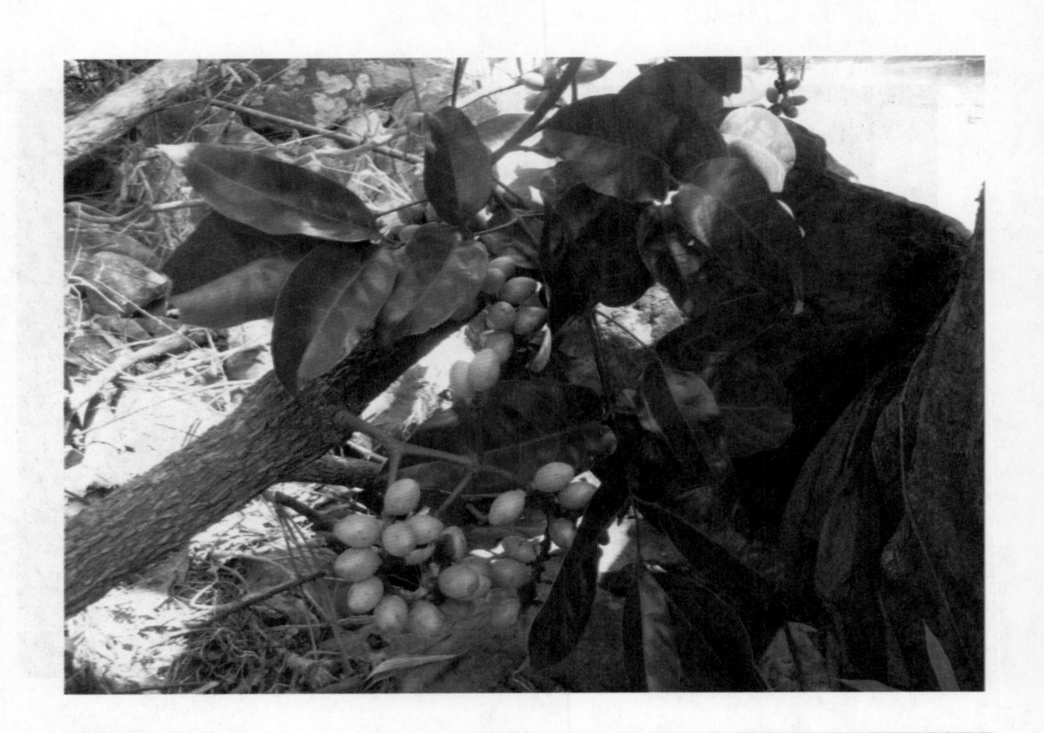

药用歌谣

麻骨钻能治跌打　散瘀止痛是行家
筋骨酸软腰肌痛　妇科外洗也用它

葫芦钻 Hah louh nzunx

■ **别名** 爬山蜈蚣、石葫芦茶、藤桔、石柑子。

■ **来源** 天南星科植物石柑子*Pothos chinensis* (Raf.) Merr.的茎、叶。

■ **性味功用**

味淡，性平。祛风除湿，活血散瘀，消积，止咳，舒筋活络，续筋接骨，消肿止痛，清热解毒。主治风湿性关节炎，腰腿痛，小儿疳积，咳嗽，骨折。内服15~30克。

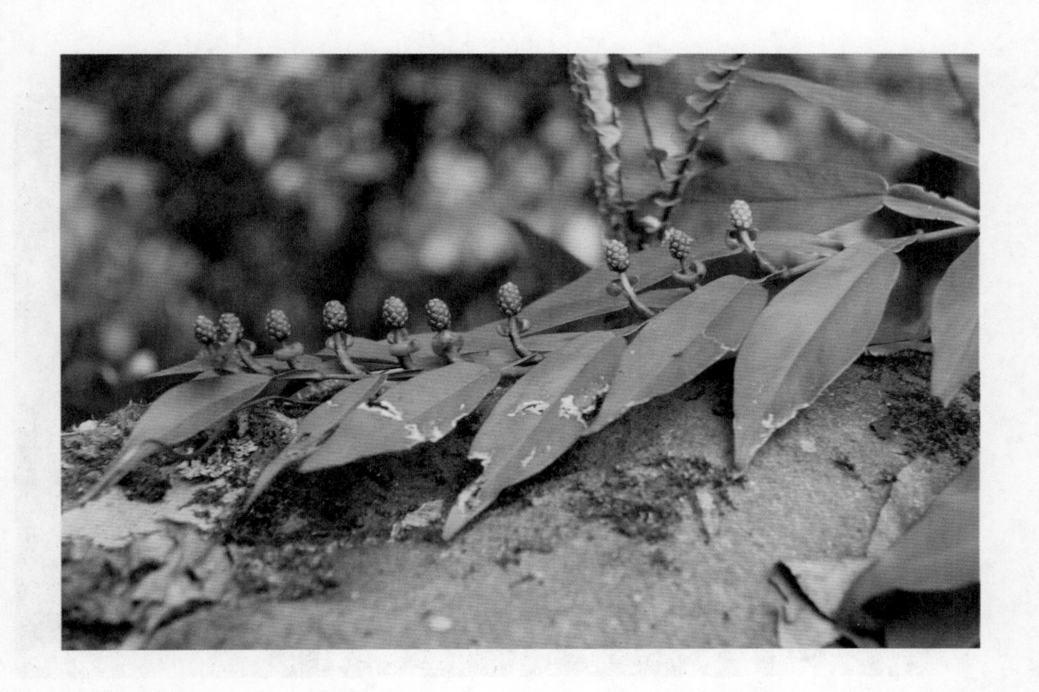

药用歌谣

清热止咳葫芦钻　祛风除湿又散瘀
续筋接骨效果好　消积健胃治疳积

槟榔钻　Borngh lorngh nzunx

■ **别名**　大活血、血藤、红藤。

■ **来源**　木通科植物大血藤*Sargentodoxa cuneata*（Oliv.）Rehd. et Wils.的茎。

■ **性味功用**

味苦、涩，性平。活血调经，祛风除湿，清热消肿，解气止痛。治风湿性关节炎，筋骨疼痛，四肢麻木拘挛，涌后或产后贫血，月经不调，闭经，痛经及跌打损伤引起的肌肉萎缩。内服15~30克。

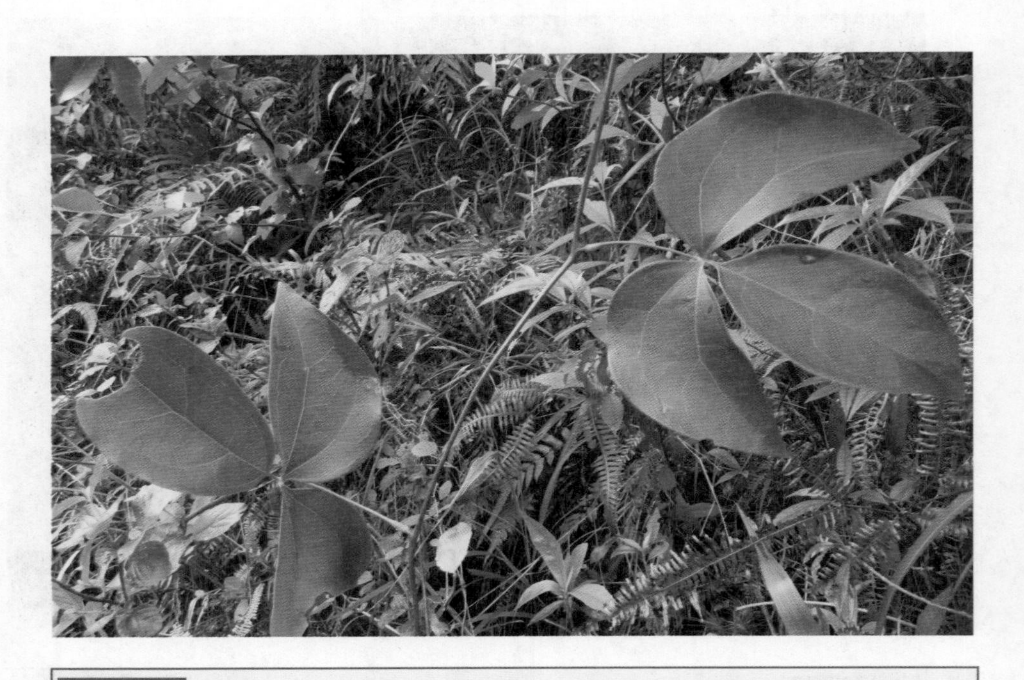

药用歌谣

产后贫血槟榔钻　可治痛经又调经
四肢拘挛筋骨痛　药到病除受欢迎

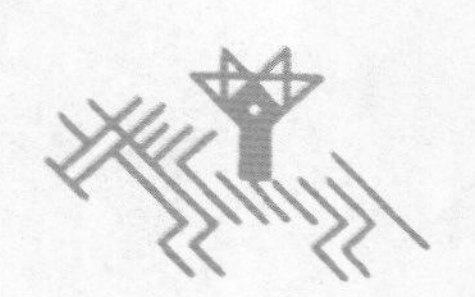

四、七十二风类

大白背风 Domh baeqc buix buerng

■ **别名** 厚叶藤、大叶石仙桃。

■ **来源** 萝藦科植物球兰*Hoya carnosa* (L. f.) R. Br.的全株。

■ **性味功用**

味苦，性平。清热解毒、祛风除湿、消肿止痛。主治肺炎，支气管炎，睾丸炎，风湿性关节炎，风湿骨痛，小便不利，产后乳汁不通。内服鲜品30~60克。

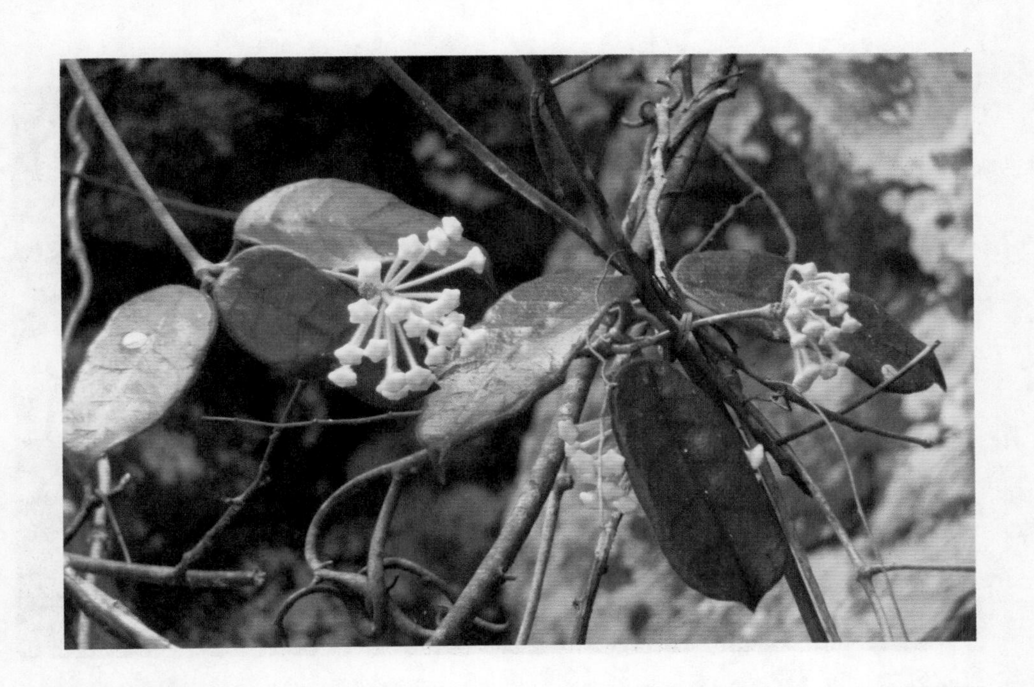

药用歌谣		
	大白背风治肺炎	支气管炎喘得宁
	加九季风上山虎	胃痛刚好喘又停

大接骨风　Domh zipv mbungv buerng

■ **别名**　大驳骨、大还魂。

■ **来源**　爵床科植物黑叶接骨草*Gendarussa ventricosa*（Wall. ex Sims.）Nees的枝叶。

■ **性味功用**

味苦、微涩，性平。活血散瘀，续筋接骨。主治风湿痹痛，跌打损伤，骨折，血瘀肿瘀，月经不调。内服1.5~5克，或浸酒捣烂敷患处。

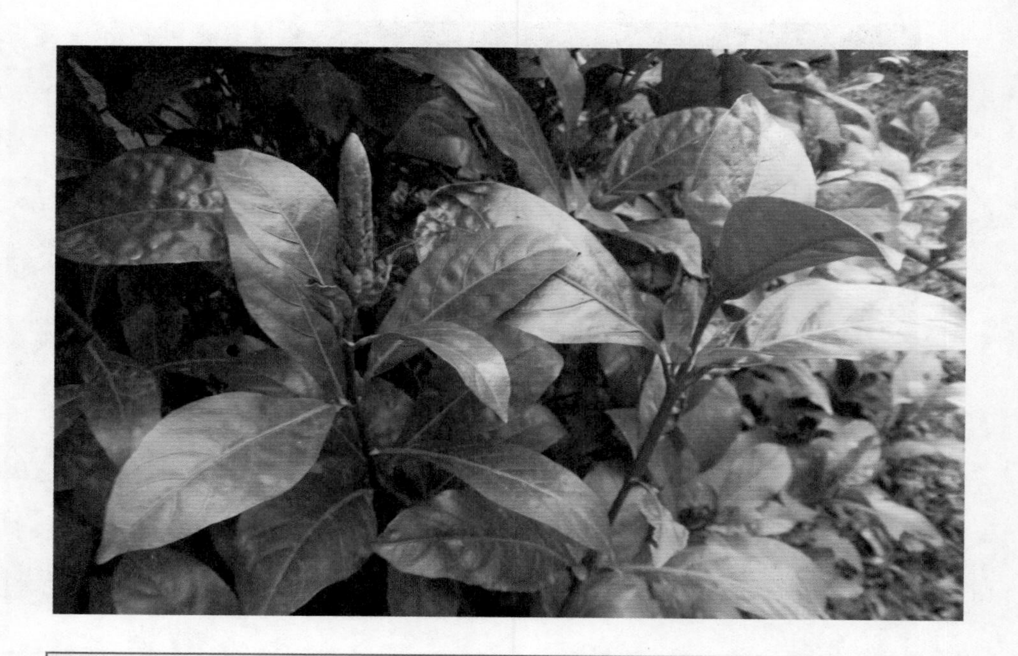

药用歌谣

大接骨风治接骨　加上山虎九节风
腰突大钻红九牛　散瘀续筋驳骨同

细接骨风　Muonc zipv mbungv buerng

■ **别名**　小接骨、细骨风、驳骨消、驳骨草。

■ **来源**　爵床科植物小驳骨*Gendarussa vulgaris* Nees 的全株。

■ **性味功用**

味辛、微酸，性平。散毒消肿，祛风除湿，止痛。主治风湿骨痛、甲状腺肿、跌打损伤。内服15~30克。

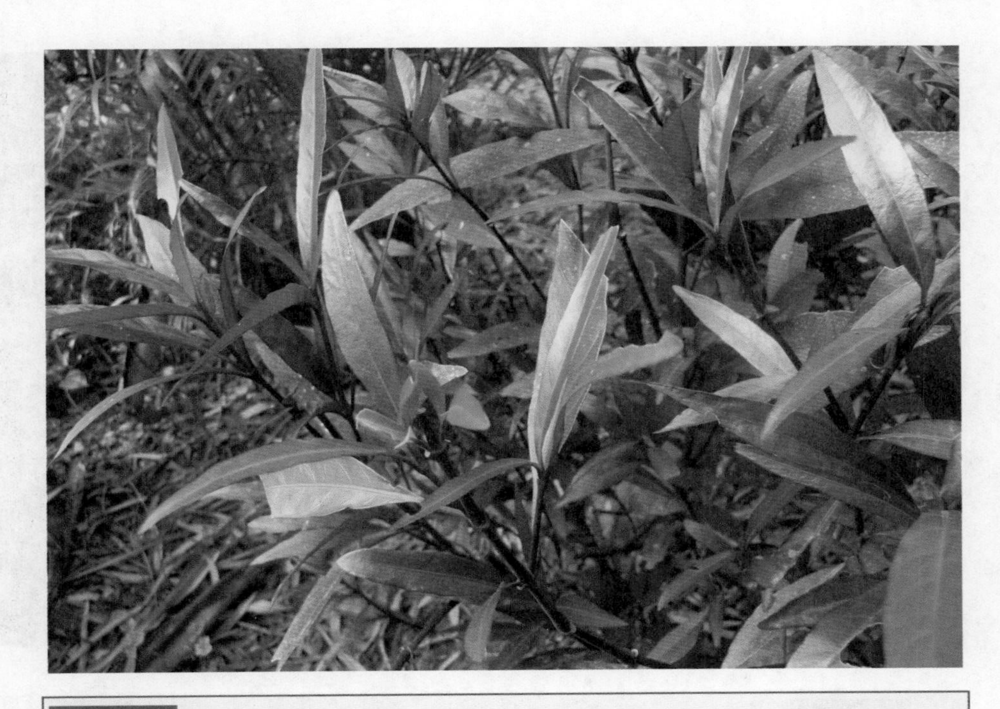

药用歌谣

细接骨风医接骨　大钻小钻九节风
紫九牛加上山虎　续筋接骨效果同

大散骨风　Domh nzaanx mbungv buerng

■ **别名**　大发散、广藤根。

■ **来源**　清风藤科植物灰背清风藤*Sabia discolor* Dunn的根、茎或全株。

■ **性味功用**

味淡，性平。续筋接骨，消炎止痛，祛风除湿。治风湿痹痛或骨痛、风湿性关节炎、跌打损伤、筋断、骨折。15~30克，水煎或浸酒服；外用适量，水煎洗。

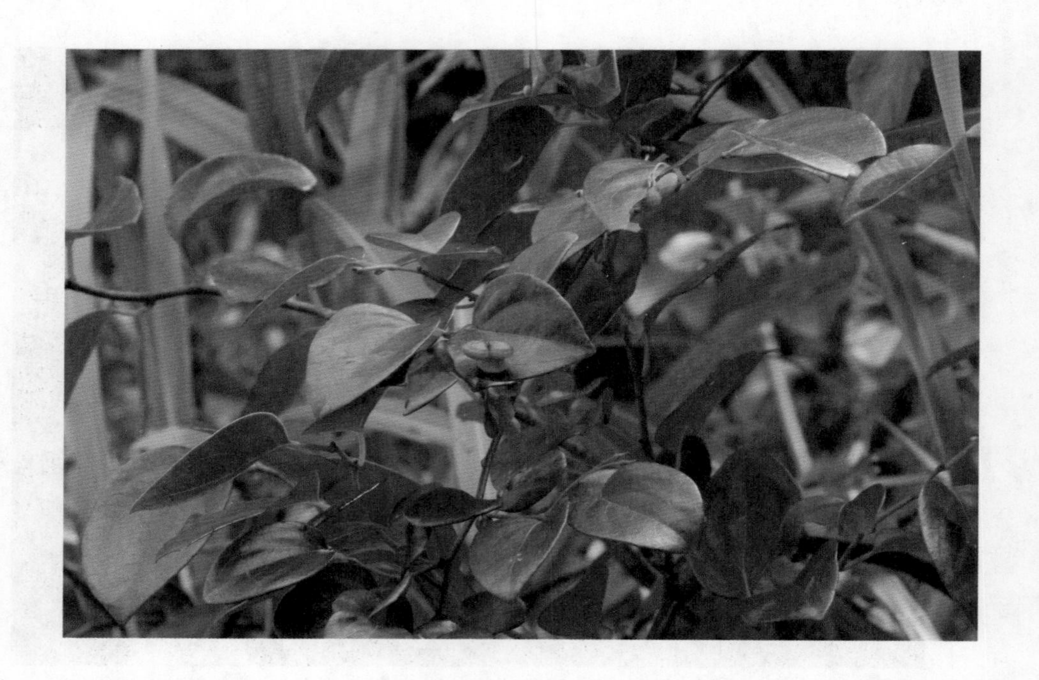

药用歌谣

大散骨风治增生　红九牛配九龙藤
龙骨风加大小钻　骨头炖服可断根

小散骨风　Fiuv nzaanx mbungv buerng

■ **别名**　小发散、烈散端、青风藤。

■ **来源**　清风藤科植物簇花清风藤*Sabia fasciculata* Lecomte ex L. Chen的全株。

■ **性味功用**

味甘、微涩，性温。祛风除湿，散瘀消肿。主治风湿骨痛，肾炎水肿，甲状腺肿，跌打损伤。内服15~30克。

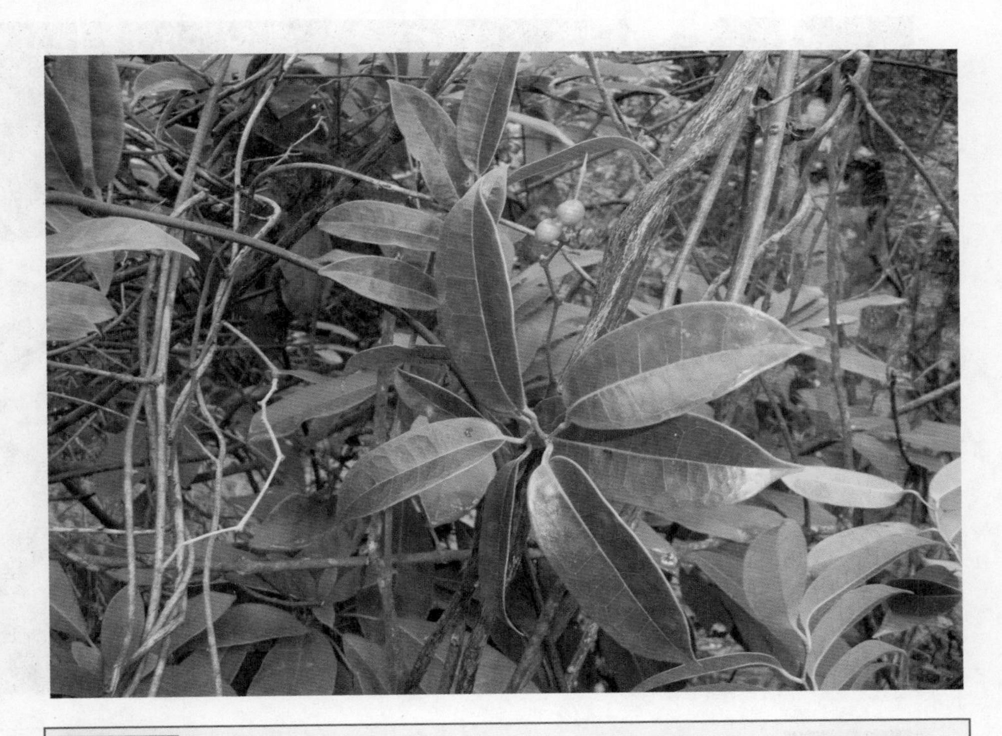

药用歌谣

小散骨风治肩周　当归藤配五层风
灵仙枫荷加小钻　头颈能摆手能伸

入骨风 Bieqc mbungv buerng

■ **别名** 黄常山、鸡骨常山、蜀漆。

■ **来源** 虎耳草科植物常山*Dichroa febrifuga* Lour.的根、叶。

■ **性味功用**

味苦、辛，性寒。抗疟，祛痰，祛风止痛，散瘀消肿。主治风湿骨痛，产后风。内服5~10克。

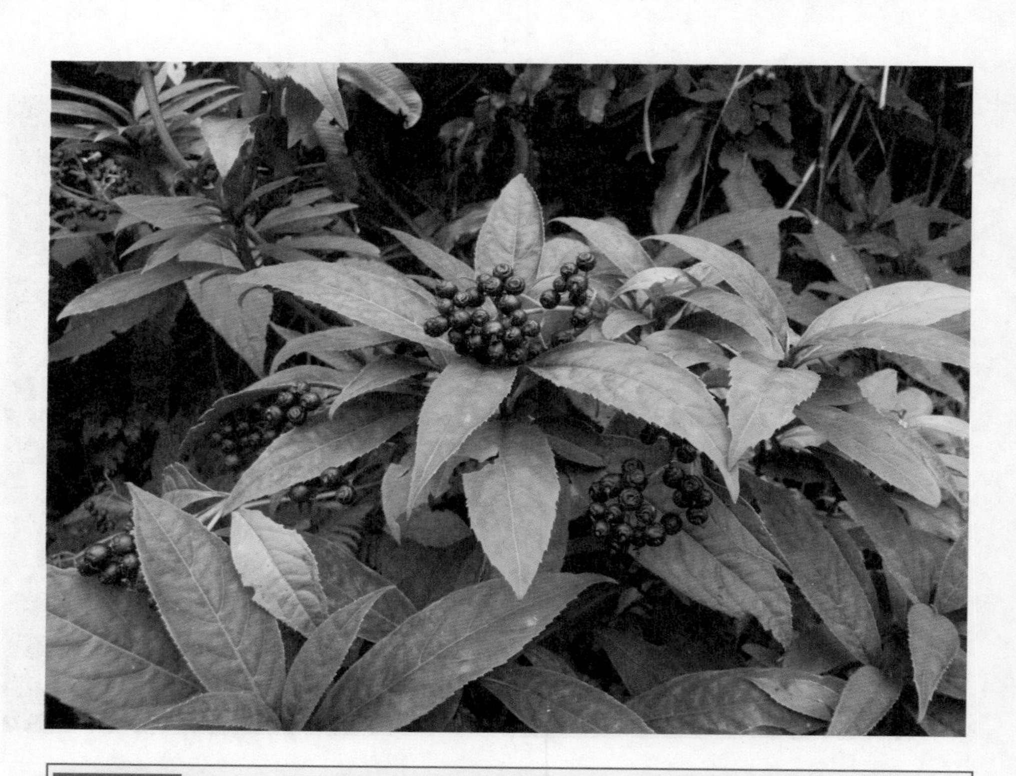

药用歌谣		
	祛风止痛入骨风	势单力薄枉费工
	加重铜钻和小钻	可治痛经产后风

扭骨风 Niouv mbungv buerng

■ **别名** 过岗龙、过山龙、过江龙。

■ **来源** 豆科植物榼藤*Entada phaseoloides* (Linn.) Merr.的茎。

■ **性味功用**

味微苦、涩，性平。祛风除湿，通经活络。治风湿性关节炎，风湿骨痛，腰腿痛，四肢麻木，瘫痪，跌打损伤。内服10~30克。

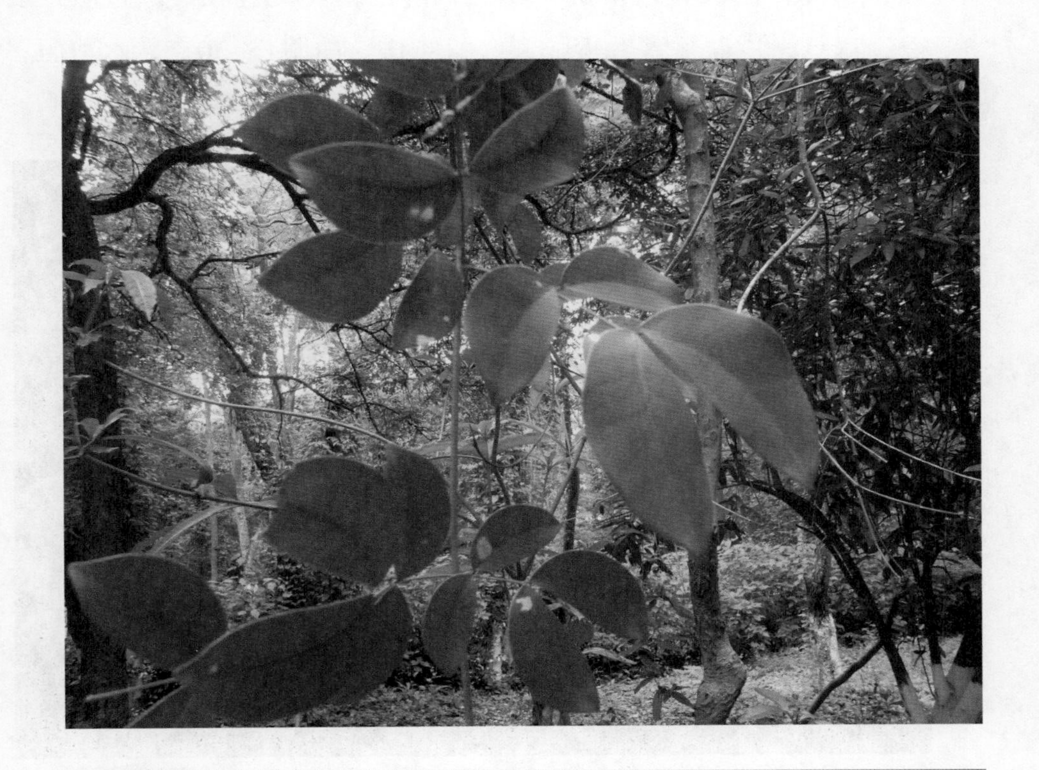

药用歌谣

尿路感染扭骨风　桃仁灯草追骨风
牛七木贼煎水喝　明天屙尿多轻松

金骨风　Jiemh mbungv buerng

■ **别名**　野南瓜、地金瓜。

■ **来源**　大戟科植物算盘子*Glochidion puberum*（L.）Hutch. 的根、枝叶。

■ **性味功用**

味微苦、涩，性凉。清热解毒，利湿，祛风活血，消肿止痛，破瘀，消滞。主治消化不良，肠炎腹泻，痢疾，感冒发热，咽喉肿痛，口渴，白浊，白带病，闭经，淋巴结炎，乳腺炎，过敏性皮炎，湿疹，皮肤瘙痒，毒蛇和蜈蚣咬伤。内服15~30克，水煎服；外用适量，水煎洗或鲜叶适量捣敷。

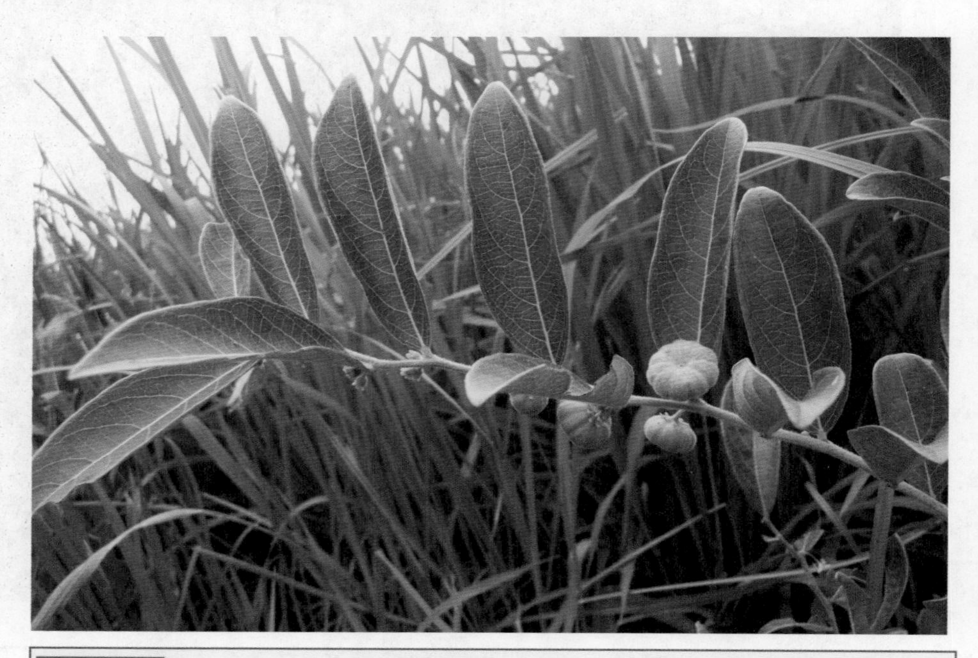

药用歌谣

细菌痢疾金骨风　凤尾草加一点红
红毛毡配江公钓　重者再加水浸风

追骨风 Cui mbungv buerng

■ **别名** 王不留行、爬山虎、凉粉果、巴山虎。

■ **来源** 桑科植物薜荔*Ficus pumila* Linn.的全株。

■ **性味功用**

味甘，性平。清热解毒，固精壮阳，利湿通乳，活血消肿，通经行血。果托主治产后乳汁不足，阳痿，遗精，睾丸炎，脱肛，水肿，淋浊，小儿肺炎，久痢；根，茎，治风湿性关节炎，手足麻痹，产后风，头痛头晕，风湿筋骨痛，腰痛，淋浊，跌打损伤；叶主治白疱疮，漆疮。内服30~60克。

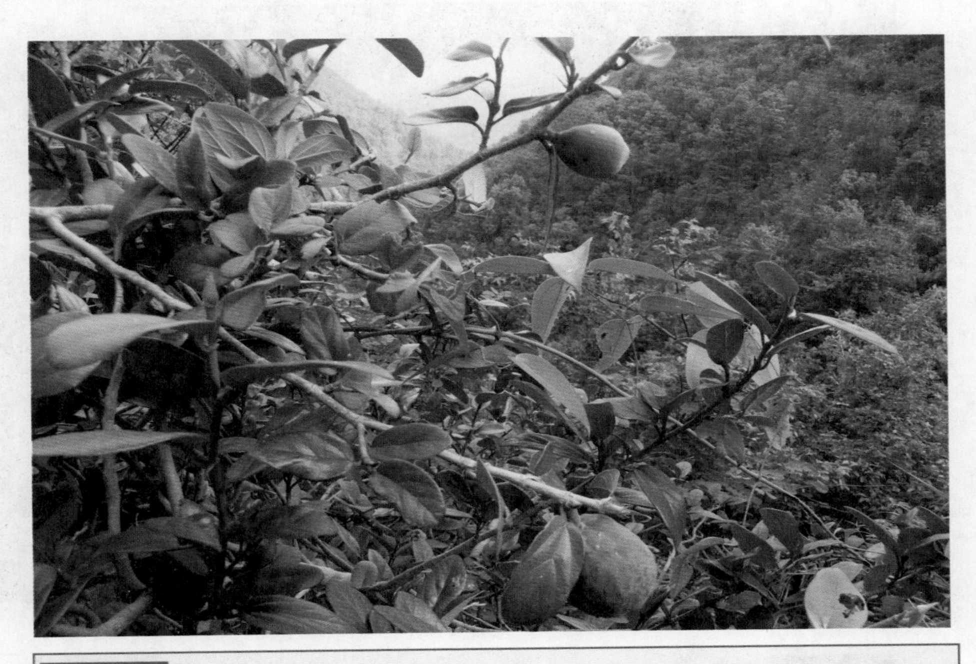

药用歌谣

子宫脱垂追骨风　葫芦钻配野花椒
红蓖麻根红杜仲　南蛇风共鸡肉熬

穿骨风 Cunx mbungv buerng

■ **别名** 大风叶、白骨风。

■ **来源** 马鞭草科植物大叶紫珠*Callicarpa macrophylla* Vahl的全株。

■ **性味功用**

味辛、苦，性平。止血止痛，散瘀消肿，生肌。主治斑痧，跌打损伤，风湿骨痛，吐血，咯血，衄血，便血，月经不调，白带病，蛇虫及狂犬咬伤。内服15~30克。

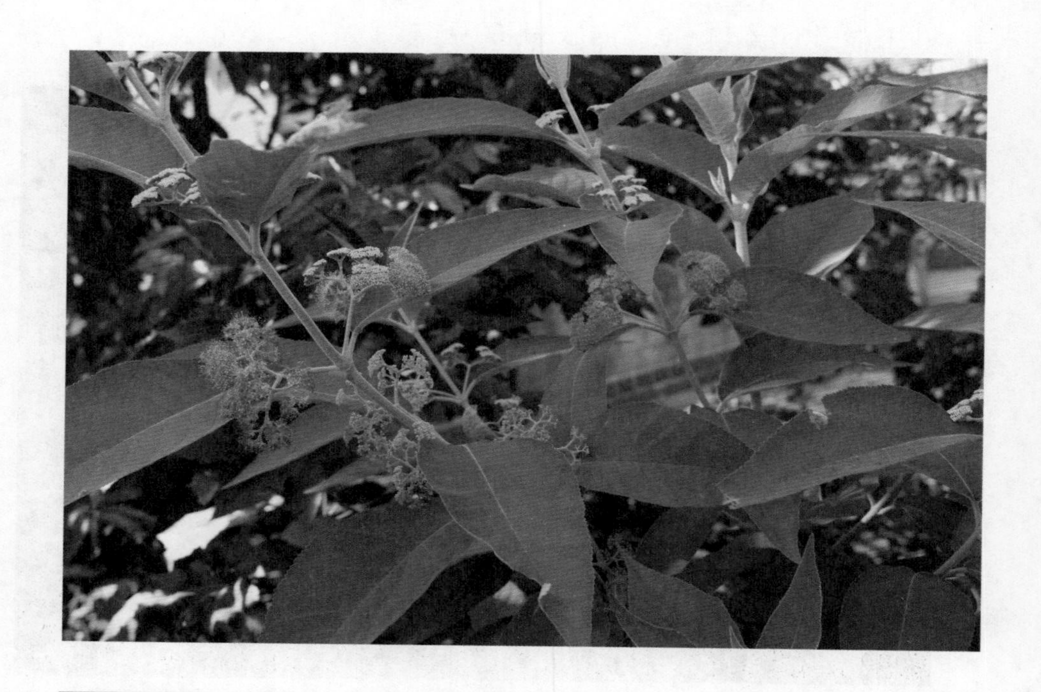

药用歌谣

内外出血穿骨风　咯血便血水煎服
外伤出血两面针　杜仲研粉可外敷

扁骨风　Mbeih mbungv buerng

■ **别名**　铁带藤、扁藤、腰带藤。

■ **来源**　葡萄科植物扁担藤*Tetrastigma planicaule*（Hook.）Gagnep.的根、藤茎。

■ **性味功用**

味酸、涩，性平。祛风除湿，舒筋活络，止咳定喘，解热止痒。主治风湿性关节炎，风湿痹痛，腰肌劳损，肌肉及筋骨疼痛，腰腿痛，半身不遂，咳嗽，哮喘，荨麻疹，下肢溃疡。内服15~30克。

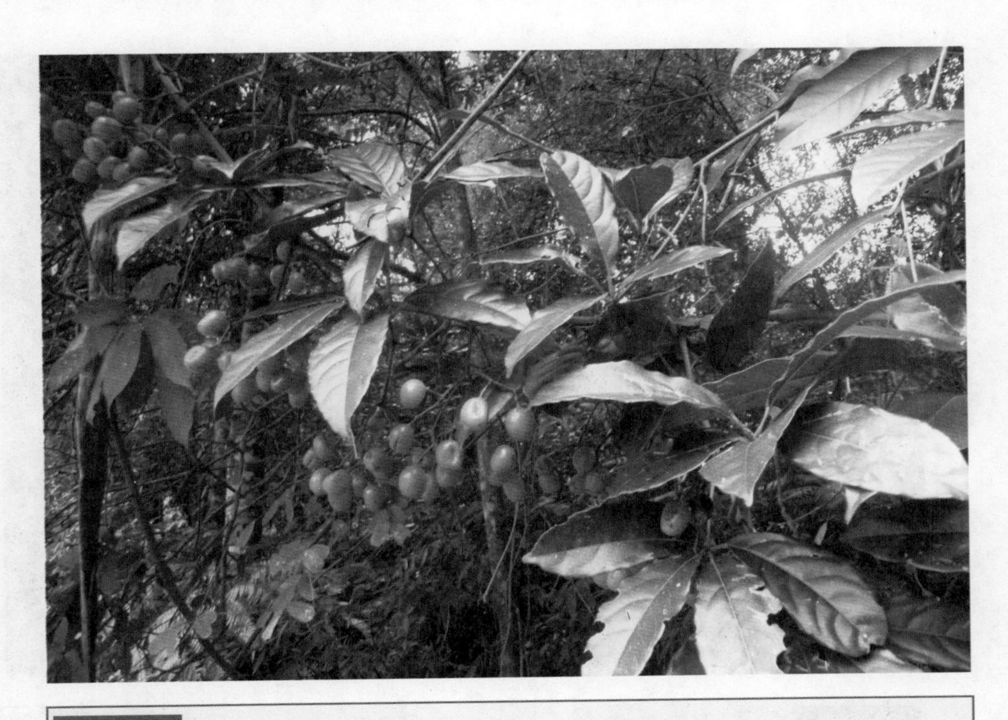

药用歌谣

半身不遂扁骨风　大黑蚂蚁四方藤
半荷风加左右扭　麻骨钻配血风藤

破骨风 Paaix mbungv buerng

■ **别名** 散骨风、碎骨风、光清香藤。

■ **来源** 木犀科植物清香藤*Jasminum lanceolarium* Roxb. 的根、茎。

■ **性味功用**

味苦，性微温。祛风除湿，活血散瘀，止痛。主治风湿性关节炎，风湿筋骨痛，腰腿痛，四肢麻木，跌打损伤，无名肿毒，疮疖痈肿。内服9~15克。

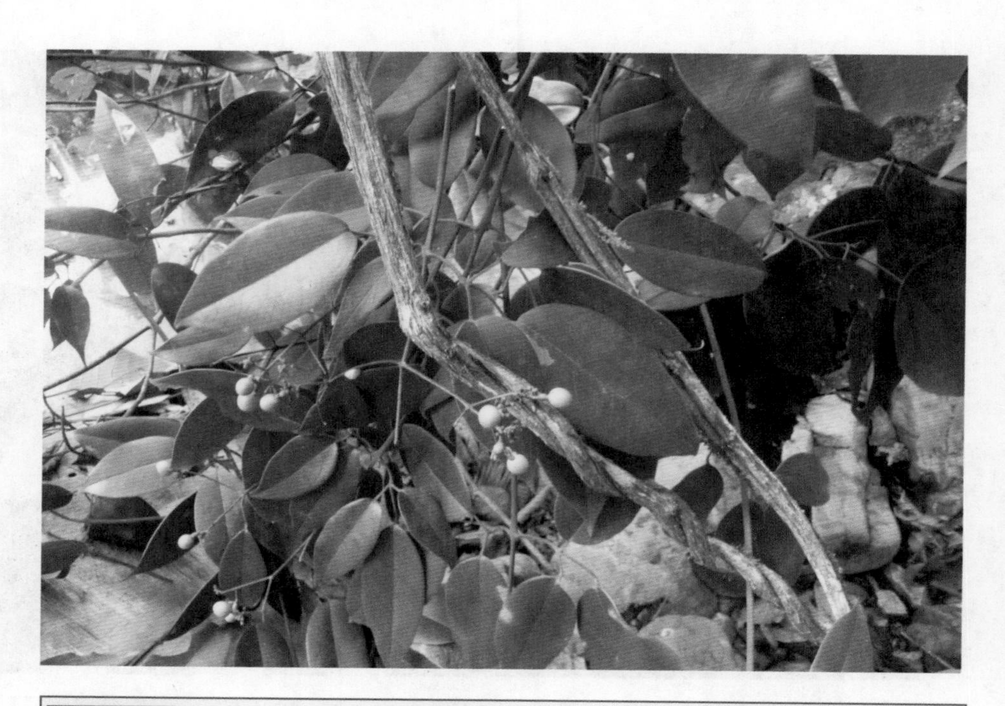

药用歌谣

破骨风医游走风　四方钻配散骨风
五加皮加白面风　三姐妹搭走马风

浸骨风　Ziemx mbungv buerng

■ **别名**　马尾松筋、灯笼草。

■ **来源**　石松科植物藤石松*Lycopodiastrum casuarinoides*（Spring）Holub ex Dixit的全草。

■ **性味功用**

味微甘，性温。舒筋活血，祛风除湿。主治风湿性关节炎，风湿痹痛，腰肌劳损，盗汗，月经不调，跌打损伤，外伤后关节伸屈不利。内服15~60克；外用适量，水煎洗患处。

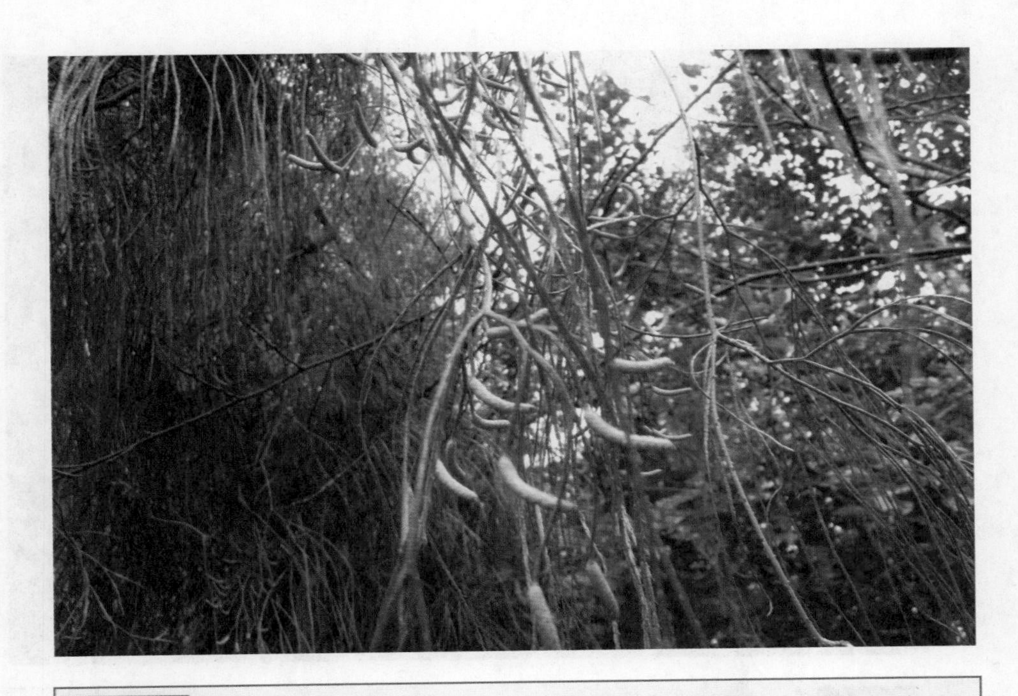

药用歌谣		
	浸骨风能止盗汗	紫九牛配当归藤
	葫芦茶加酸吉风	煎水外洗盗汗停

黄骨风 Wiangh mbungv buerng

■ **别名** 黄鳝藤、老鼠屎、筛箕藤、铁包金。

■ **来源** 鼠李科植物多花勾儿茶*Berchemia floribunda*（Wall.）Brongn.的全株。

■ **性味功用**

味微涩，性平。清热利湿，舒筋活络，调经，止痛，止咳化痰，清肝明目。主治黄疸型肝炎，肝硬化腹水，月经不调，经前腹痛，胃痛，风湿痹痛，腰腿痛，肺结核，胆道蛔虫病，跌打损伤，蛇咬伤。内服30~60克。

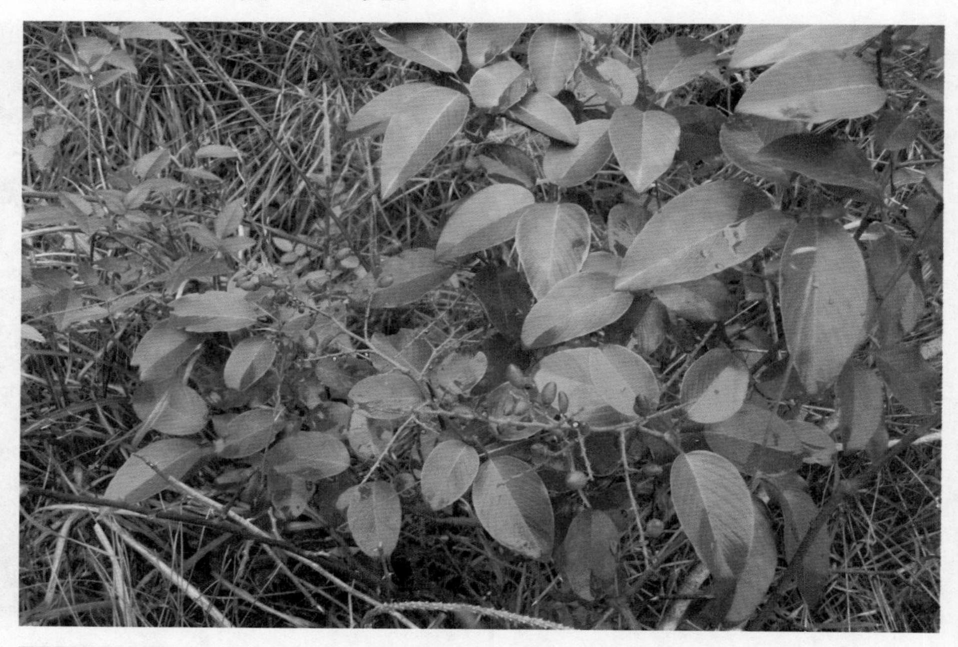

药用歌谣

黄疸肝炎黄骨风　银花藤配山栀根
熊胆木加马鞭草　紫九牛配不出林

麻骨风 Mah mbungv buerng

■ **别名** 木花生、大节藤。

■ **来源** 买麻藤科植物小叶买麻藤*Gnetum parvifolium*（Warb.）C. Y. Cheng ex Chun的根、茎、叶。

■ **性味功用**

味淡、微苦，性平。祛风活血，消肿止痛，化痰止咳。主治风湿痹痛，关节痛，四肢麻木，腰肌劳损，筋骨酸痛，鹤膝风，支气管炎，跌打损伤，蛇咬伤，蜂窝组织炎。内服15~30克。

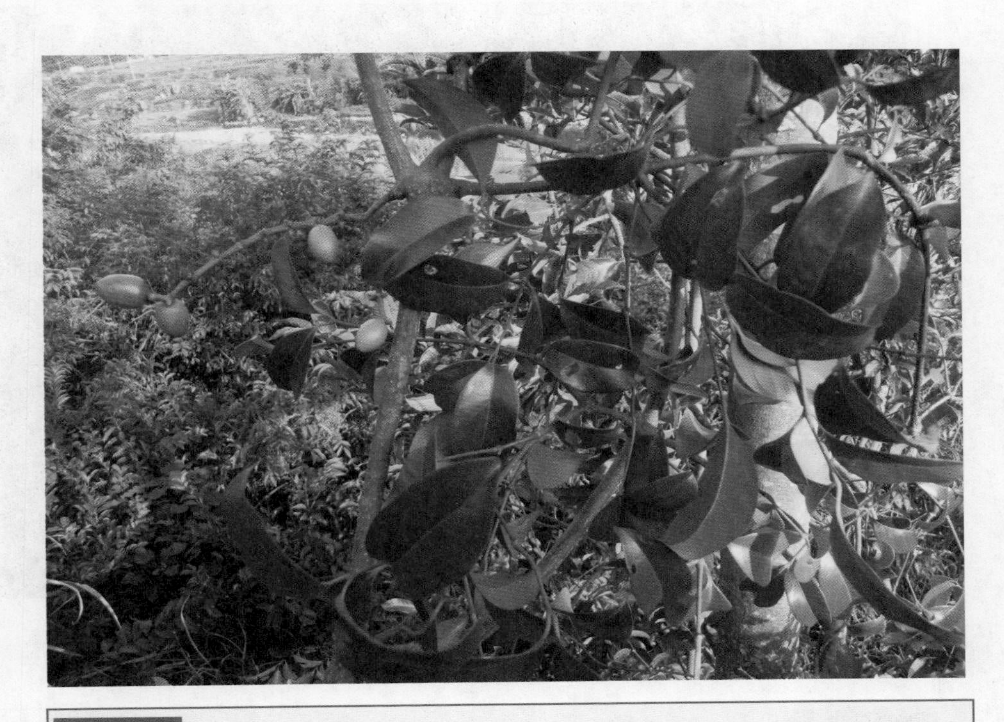

药用歌谣

关节肿痛麻骨风　枫树寄生半荷风
紫九牛加透骨消　煎水得洗又得喝

冷骨风　Naamx mbungv buerng

■ **别名**　水莲藕。

■ **来源**　睡莲科植物萍蓬草*Nuphar pumilum*的干燥根茎。

■ **性味功用**

味甘，性寒。补脾健胃，凉血调经。主治食欲不振，月经不调，痛经，行经淋漓不断。内服9~15克。

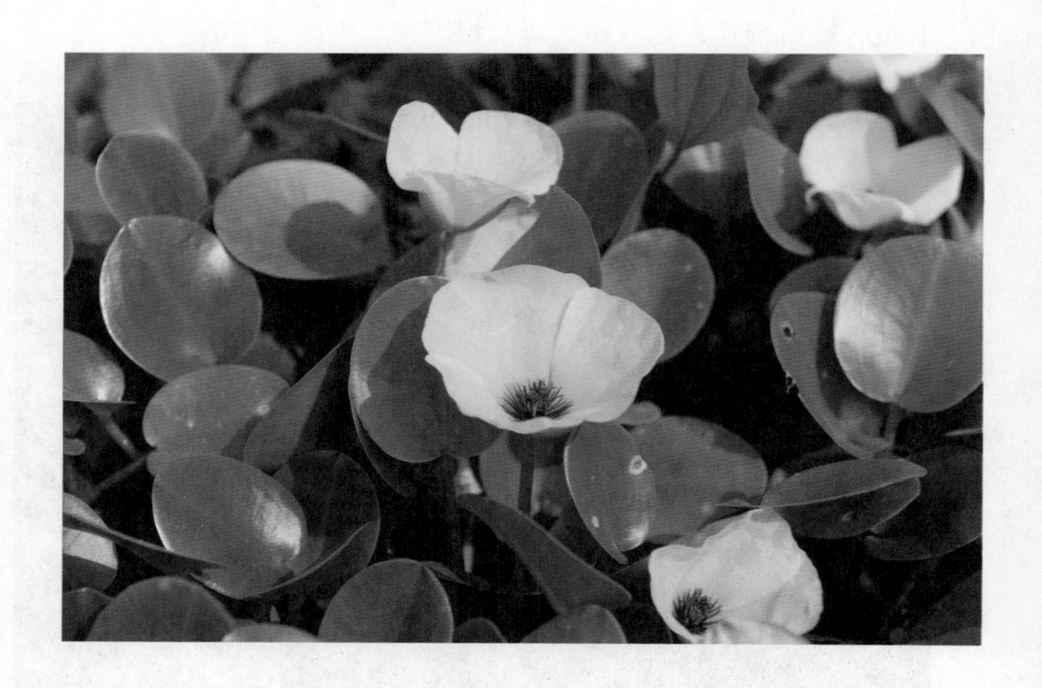

药用歌谣

补脾健胃冷骨风　开胃调经不用愁
月经不调量过多　煎服此药就能收

暖骨风 Gormh mbungv buerng

■ **别名** 山一身保暖、山瑞香。

■ **来源** 瑞香科植物毛瑞香*Daphne Kiusiana* Miq. var.*atrocaulis*（Rehd.）F. MaeKawa的全株。

■ **性味功用**

味淡、微辛，性微温，有小毒。祛风除湿，调经止痛。主治风湿骨痛，手足麻木，月经不调，闭经，产后风湿，跌打损伤，骨折，脱臼。内服6~12克。

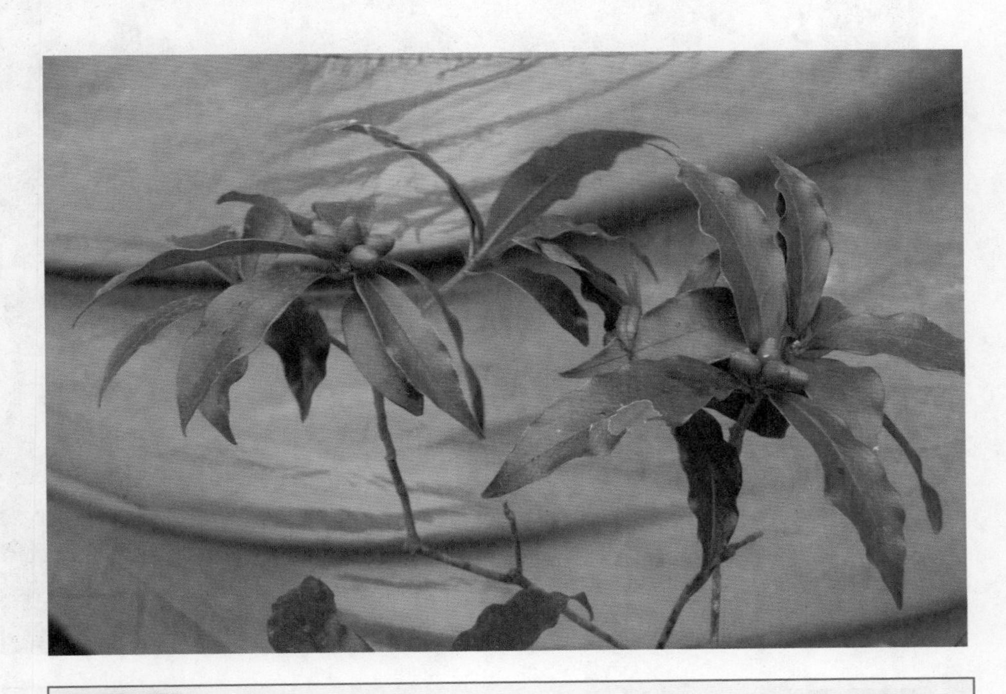

药用歌谣

不孕不育暖骨风　山莲藕配月月红
血风红葱韭菜根　大补药配九层风

保暖风 Buv gorm buerng

■ **别名** 一身保暖。

■ **来源** 瑞香科植物结香*Edgeworthia chrysantha* Lindl. 的全株。

■ **性味功用**

味甘、辛，性温。根、茎、叶：舒筋活络，消肿止痛。花：养阴安神，祛风，明目。主治风湿痹痛，梦遗，早泄，白浊，白带病，月经不调。内服根30~60克、叶20克、花6克。

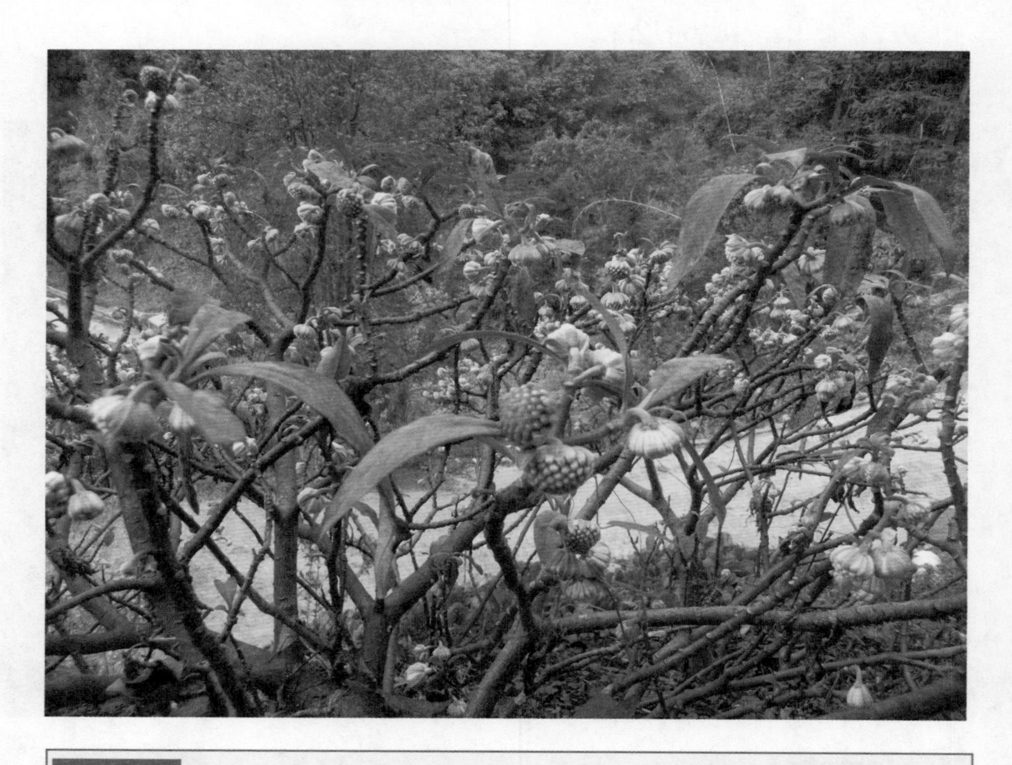

药用歌谣

味甘性温保暖风　健脾补肾又益肝
男科女科都可用　产前产后可入方

三角风　Faamh gorqv buerng

■ **别名**　三角枫

■ **来源**　五加科植物常春藤*Hedera nepalensis* K. Koch var. *sinensis* (Tobl.) Rehd.的全株。

■ **性味功用**

味苦、辛，性温。活血祛瘀，消肿止痛，利湿解毒，强腰膝。治风湿痹痛，腰腿痛，四肢麻木，面神经麻痹，神经痛，感冒咳嗽，声音嘶哑，胃腹痛，跌打损伤。内服9~30克。

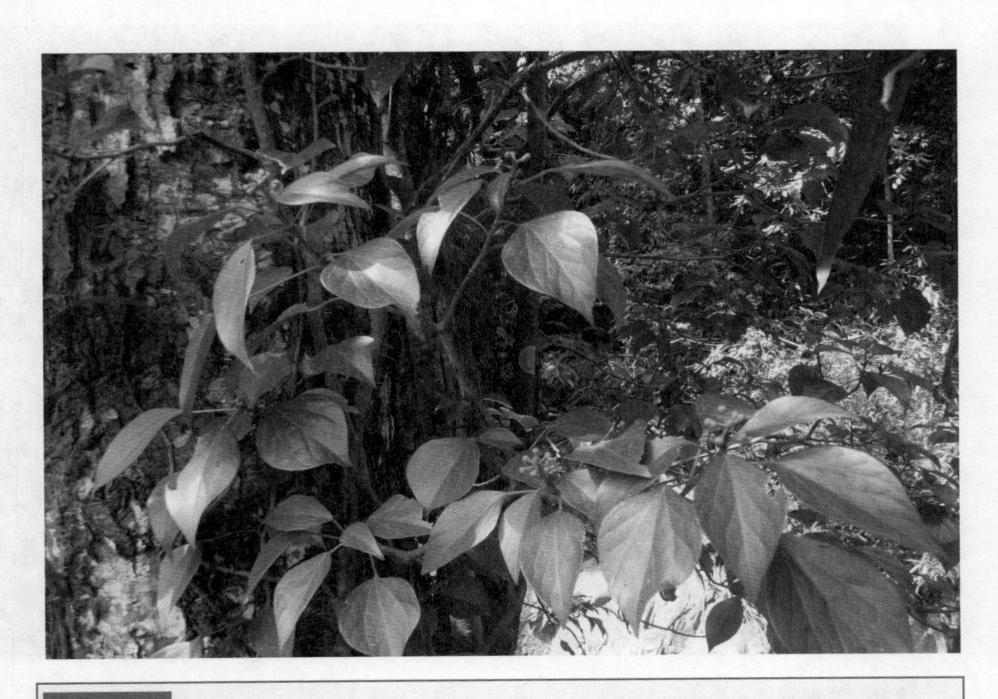

药用歌谣

三角风治腰腿痛　治麻治痹莫迟疑
面部神经麻痹症　四肢麻木都可医

四季风　Feix gueix buerng

■ **别名**　四大天王

■ **来源**　金粟兰科植物丝穗金粟兰*Chloranthus fortunei*(A. Gray)Solms-Laub.的全草。

■ **性味功用**

味苦辛，性温。散瘀止咳、解毒、活血止痛、祛风除湿。治风湿痹痛，筋骨疼痛，四肢麻木，月经不调，闭经，小儿惊风，跌打损伤，蛇咬伤。内服3～15克。

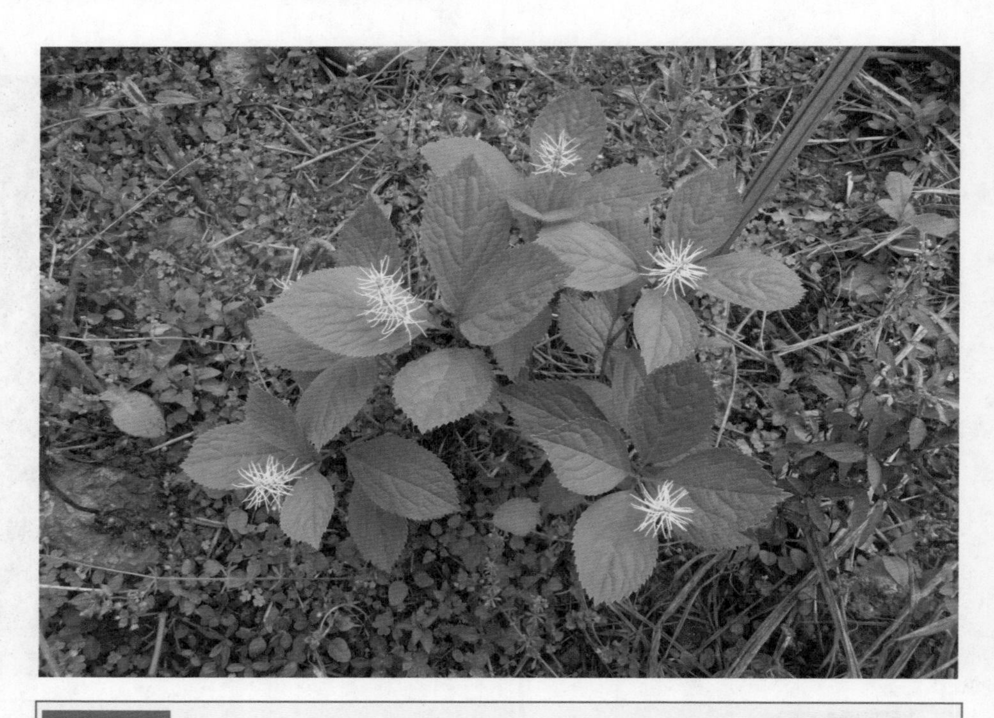

药用歌谣

四肢麻木四季风　当归藤和土鳖虫
牛耳风加走血风　牛七风配五层风

五层风　Ba nzangh buerng

■ **别名**　葛根、葛麻藤、卡唐美。

■ **来源**　豆科植物野葛*Pueraria lobata*(Willd.) Ohwi的根、藤、茎、叶。

■ **性味功用**

味甘、淡，性平。清热解表，生津止渴，止咳，解酒。主治感冒发热，麻疹不透，痢疾，泄泻，头痛，心绞痛，肠风下血，发热烦渴，尿路感染，小便不利，跌打损伤，山猪咬伤，皮肤瘙痒。内服15~60克。

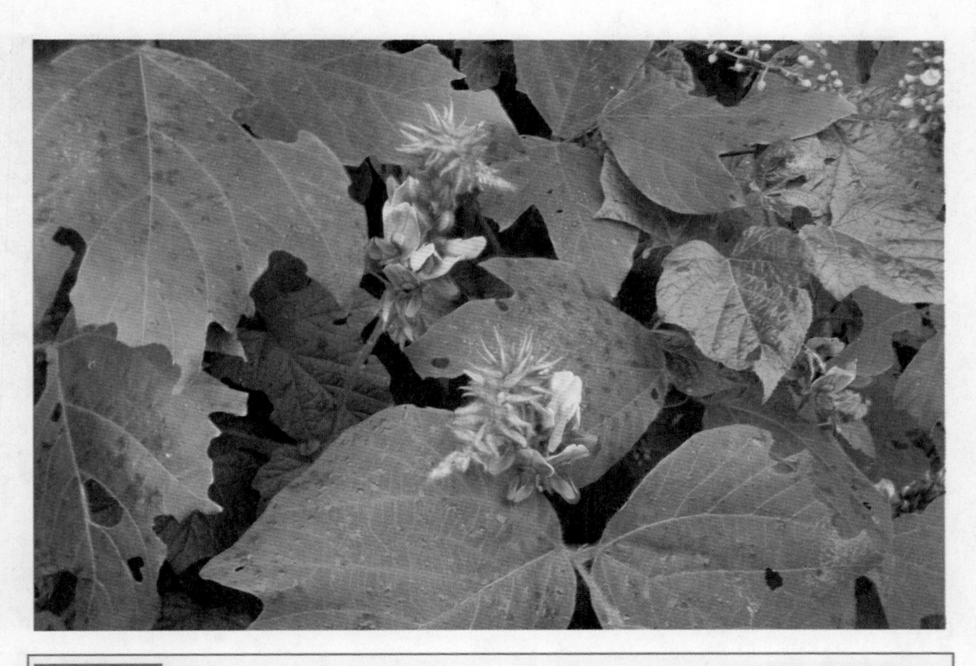

药用歌谣

五层风治高血压　百解双勾野芝麻
虎杖根配夏枯草　可以降糖又降压

五指风　Ba ceiv buerng

■ **别名**　黄荆子。

■ **来源**　马鞭草科植物黄荆*Vitex negundo* L.的根、叶、果实。

■ **性味功用**

味苦、微辛，性平。清热解毒，止咳，祛风行血，消肿止痛。主治感冒发热，咳嗽，支气管炎，胃痛，痧症，风湿骨痛，关节炎，肾虚腰痛，胃肠炎，痢疾，尿路感染，湿疹，皮炎，脚癣，下肢溃疡，毒蛇咬伤，毒虫及狂犬咬伤，消化不良，风心病。内服15~60克。

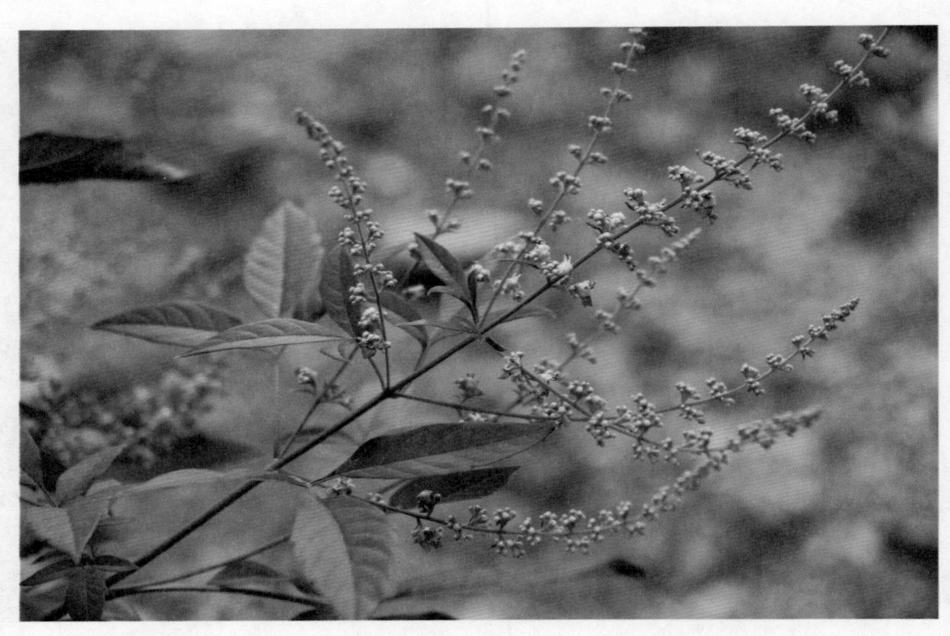

药用歌谣

感冒咳嗽五指风　外加百解银花藤
鱼腥草配白纸扇　煎服合口又合身

五爪风　Ba ngiuv buerng

■ **别名**　五爪金龙、五指牛奶。

■ **来源**　桑科植物粗叶榕*Ficus hirta* Vahl的根。

■ **性味功用**

味甘，性微温。健脾化湿，行气止痛，舒筋活络，化痰止咳，补肺通乳。主治肺结核，慢性支气管炎，哮喘，慢性肝炎，肝硬化腹水，病后或产后虚弱，产后乳汁不足，寒性胃腹痛，风湿性关节炎，风湿骨痛，产后风，四肢麻木，风湿性心脏病（简称风心病），贫血。内服15~30克。

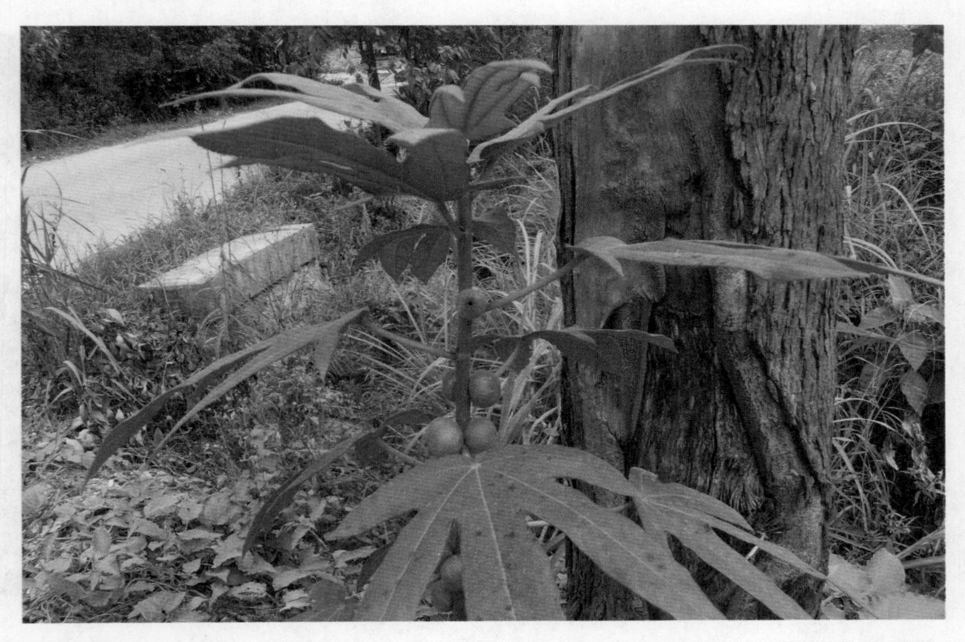

药用歌谣

病后虚弱五爪风　牛大力共猪蹄煨
风心冠心两种病　野灵芝配满山香

九节风 Nduoh nyaatv buerng

■ **别名** 接骨金粟兰、接骨茶、九节茶、肿节风。

■ **来源** 金粟兰科植物草珊瑚*Sarcandra glabra* (Thunb.) Nakai的全株。

■ **性味功用**

味微辛，性平。清热解毒，活血散瘀，祛风除湿，消肿止痛。主治跌打损伤，风湿痹痛，风湿性关节炎，腰腿痛，偏头痛，痨伤咳嗽，流感，小儿肺炎，麻疹，阑尾炎，胃痛，毒蛇咬伤，蜂蜇伤，外伤出血，疥疮，无名肿毒。内服15~30克，外用适量捣敷。

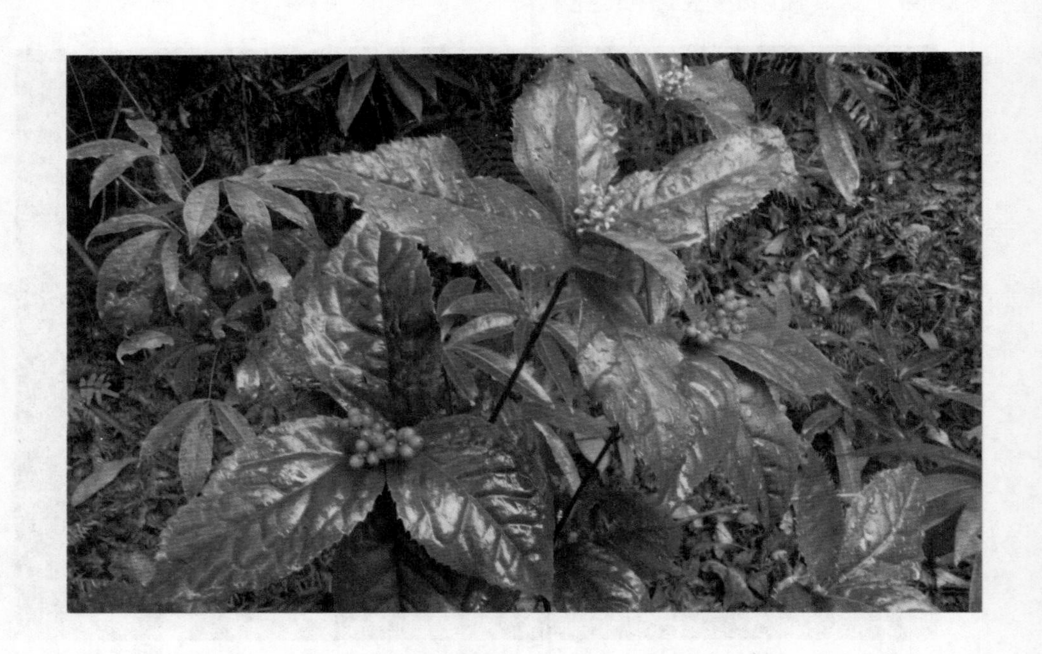

药用歌谣

一药多用九节风　消肿止痛又祛风
小儿肺炎兼咳嗽　无名肿毒与蛇虫

九层风　Nduoh nzangh buerng

■ **别名**　鸡血藤、三叶鸡血藤。

■ **来源**　豆科植物密花豆*Spatholobus suberectus* Dunn的藤茎。

■ **性味功用**

味甘、苦，性温。活血补血，通经活络。祛风除湿。主治贫血头晕，月经不调，闭经，病后虚弱，风湿痹痛，关节痛，腰腿痛，四肢麻木。内服10~60克。

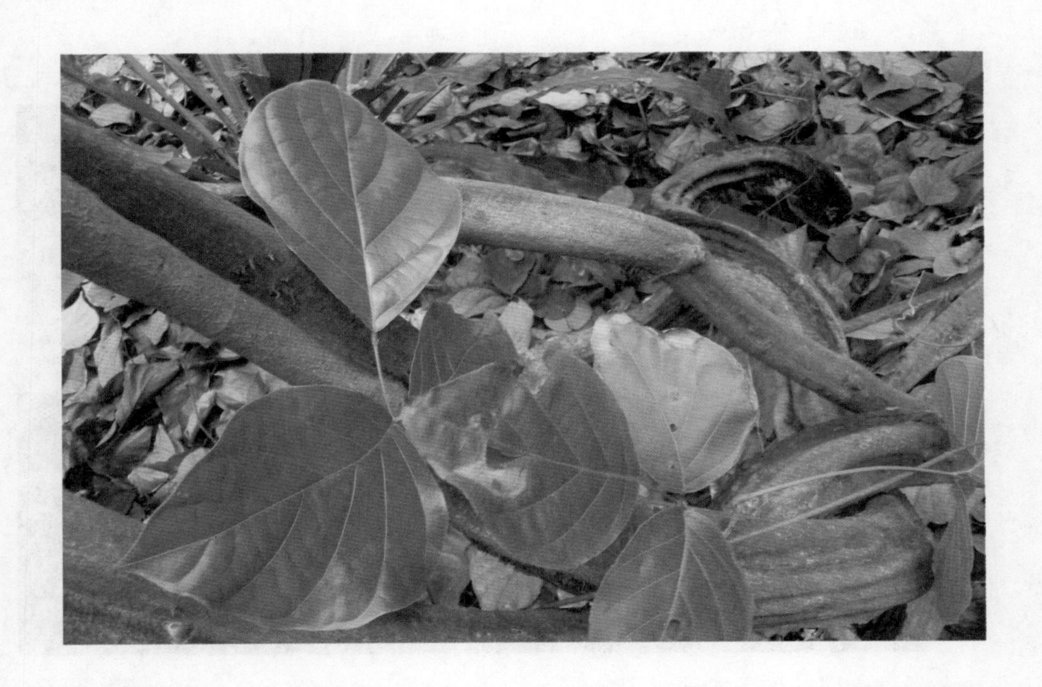

药用歌谣

活血补血九层风　贫血头晕眼朦胧
病后虚弱风湿痹　腰腿不痛闭经通

九季风　Juov gueix buerng

■ **别名**　三加皮。

■ **来源**　五加科植物白簕*Acanthopanax trifoliatus*(L.)Merr.的根、茎或全株。

■ **性味功用**

味苦涩，性平。祛风除湿，散瘀止痛，止咳平喘，收敛止泻。主治感冒发热，咳嗽胸痛，哮喘，百日咳，胃痛，肠炎，风湿性关节炎，风湿痹痛，坐骨神经痛，跌打损伤，骨折，痈疮肿毒，湿疹。内服30~60克。

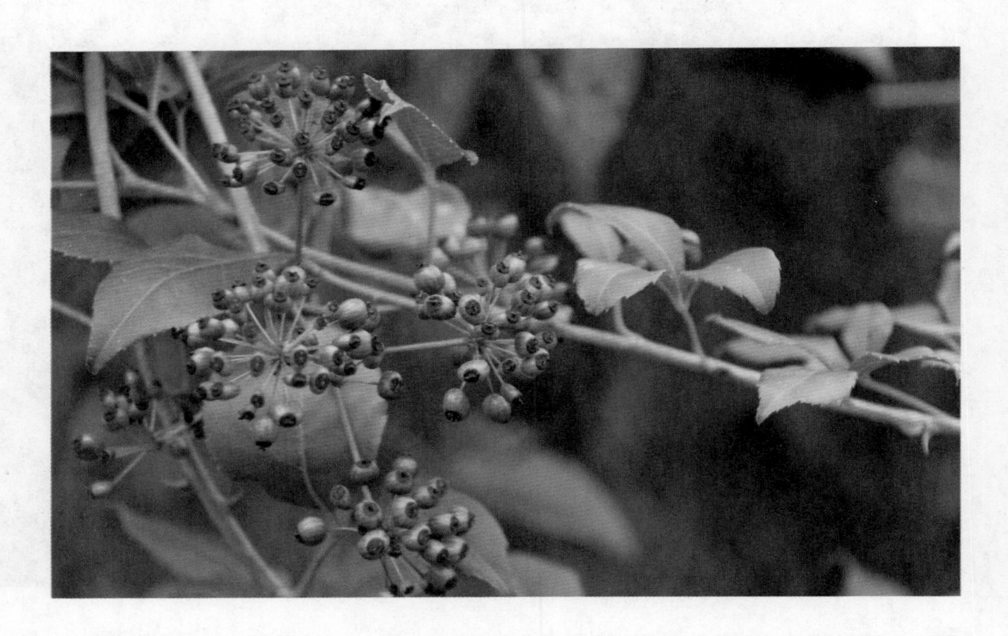

药用歌谣

九季风是三加皮　散瘀止痛治风湿
止咳平喘百日咳　好得八九不离十

七爪风　Siec ngiuv buerng

■ 别名　七指风。

■ 来源　蔷薇科植物深裂锈毛莓*Rubus reflexus* Ker.var.*lanceolobus* Metc. 的根、茎。

■ 性味功用

味苦、涩、酸，性平。祛风除湿，强筋骨，收敛止血，活血调经。治月经不调，血崩，风湿骨痛，关节痛，四肢麻痹瘫痪，肺结核咳嗽，痢疾，呕吐，腹泻，小儿疳积。内服15~30克。

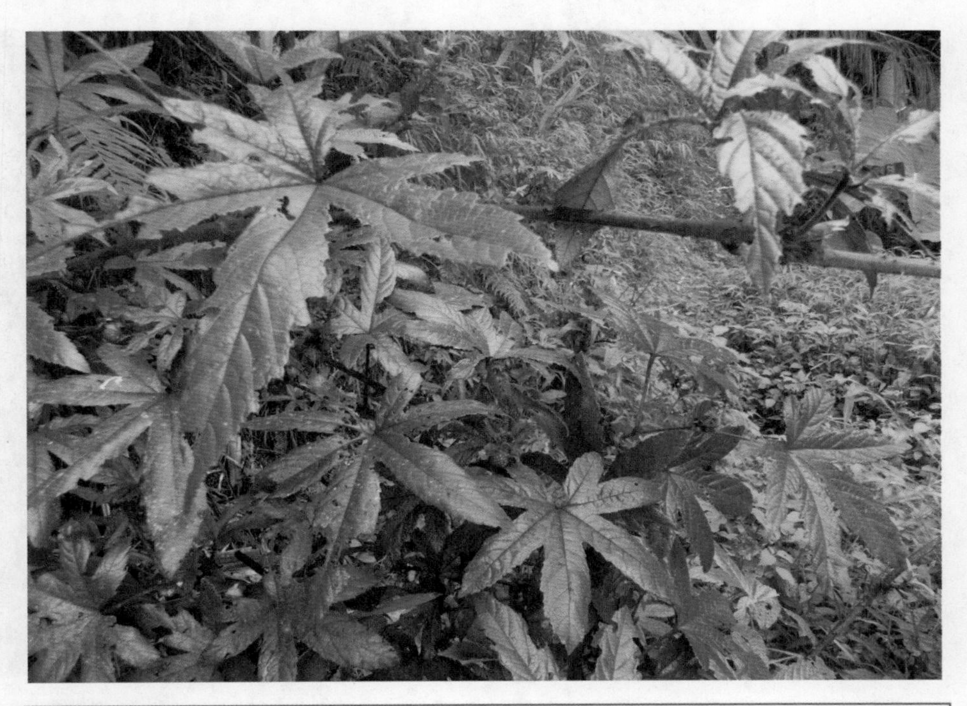

药用歌谣

强筋健体七爪风　收敛止血又祛风

临床再加槟榔钻　风钻配伍力无穷

鸡爪风 Jaih ngiuv buerng

■ **别名** 酒饼藤、鸡爪木。

■ **来源** 番荔枝科植物假鹰爪*Desmos chinensis* Lour.的干燥叶。

■ **性味功用**

味辛，性温，有小毒，属风打相兼药。祛风利湿，化瘀止痛，健脾和胃，截疟杀虫。主治风湿痹痛、产后瘀滞腹痛、水肿、泄泻、完谷不化、脘腹胀痛、疟疾、风疹、跌打损伤、疥癣、烂脚。内服3~15克，外用适量。

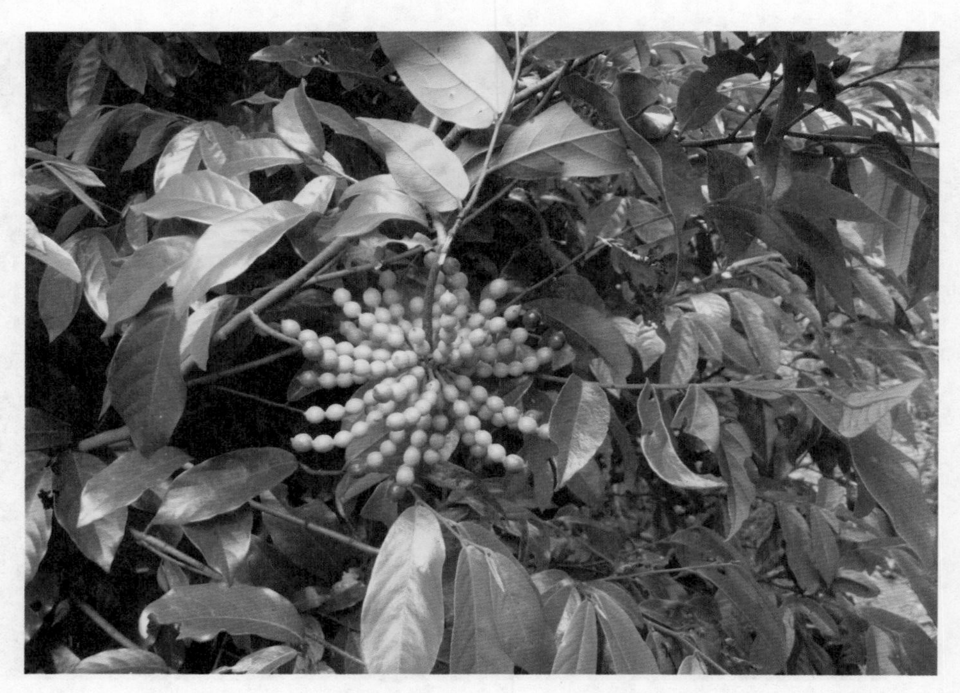

药用歌谣

健脾和胃鸡爪风　腹痛泄泻兼杀虫
跌打风疹与疥癣　烂脚疟疾治水肿

鹰爪风　Domh gongv ngiuv buerng

■ **别名**　双钩风、金钩藤。

■ **来源**　茜草科植物钩藤*Uncaria rhynchophylla*(Miq.)Miq. ex Havil.的干燥带钩茎枝。

■ **性味功用**

味甘，性凉。熄风定惊，清热平肝。主治肝风内动、惊痫抽搐、高热惊厥、感冒夹惊、小儿惊啼、妊娠子痫、头痛眩晕。内服3~12克。

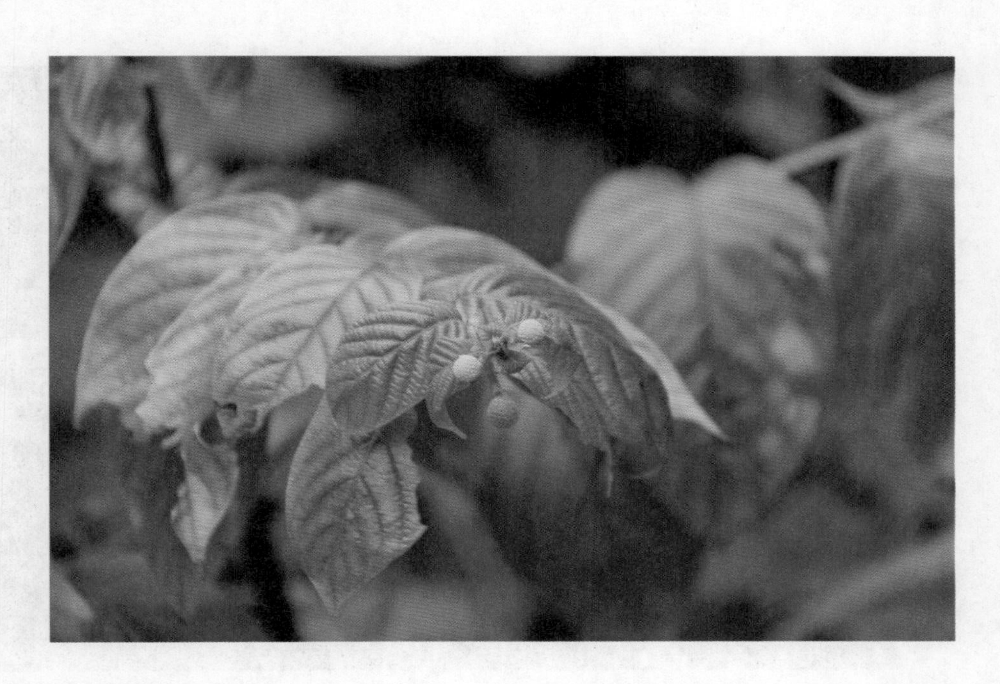

药用歌谣

熄风定惊鹰爪风　肝风内动最好用
高热惊厥头眩晕　小儿惊啼配麦冬

金线风　Jiemh finx buerng

■ **别名**　毛粪箕藤、银锁匙、百解藤

■ **来源**　防已科植物粉叶轮环藤*Cyclea hypoglauca*（Schauer）Diels 的根、茎。

■ **性味功用**

味苦，性寒。清热解毒，祛风除湿，消炎止痛。主治感冒发热、咽喉肿痛、风火牙痛、胃腹疼痛、肠炎、痢疾、尿路感染、风湿性关节炎、疮疡肿毒、蛇咬伤。内服10~30克。

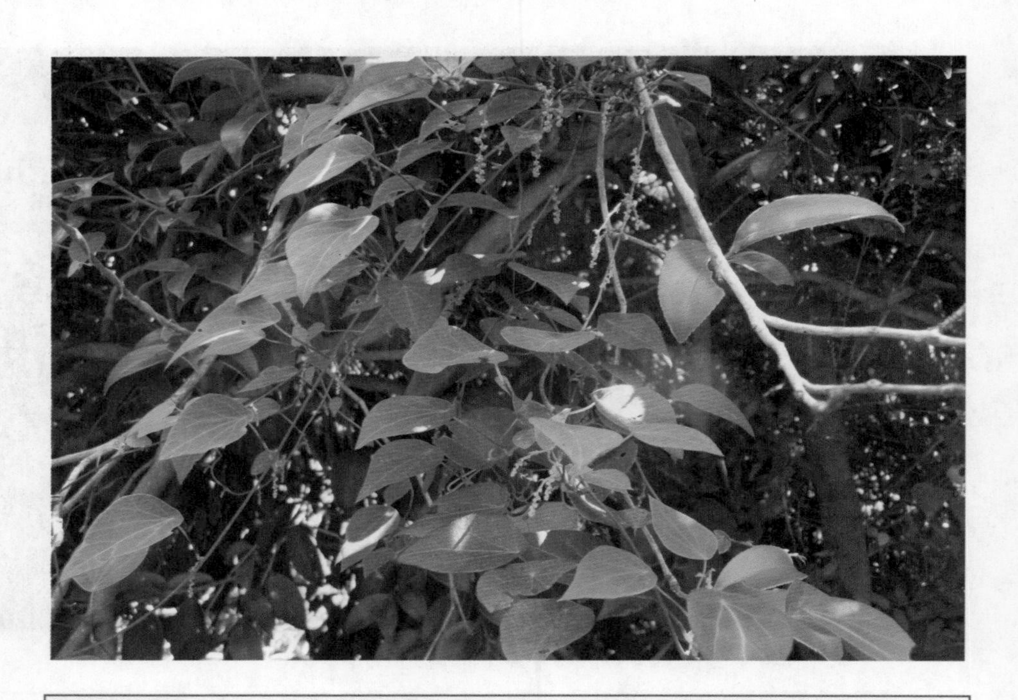

药用歌谣

风火牙痛金线风　痢疾肠炎功效同
扁桃腺炎咽喉痛　金边罗伞九节风

金钱风 Jiemh zinh buerng

■ **别名** 串钱草、钱排草、叠钱草。

■ **来源** 豆科植物排钱草*Phyllodium pulchellum*（L.)Desv.的全株。

■ **性味功用**

味淡、涩，性平。清热解毒，利水，祛风除湿，活血散瘀。主治感冒发热、痢疾、月经不调、闭经、白带病、子宫脱垂、肝炎、肝脾肿大、肝硬化腹水、风湿骨痛、关节炎、跌打损伤、骨折。内服15~60克，水煎或浸酒服。

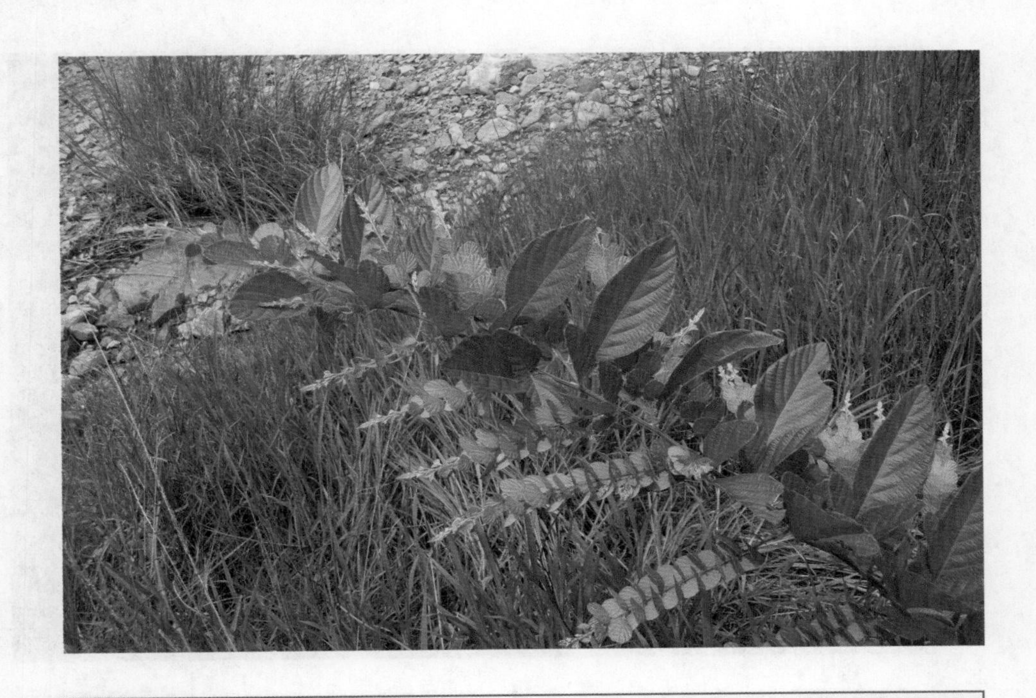

药用歌谣

肝脾肿大金钱风　血党铜钻走马风
紫九牛配猪肚木　硬化腹水用法同

大肠风 Domh zingh buerng

■ **别名** 十八症。

■ **来源** 胡椒科植物光轴苎叶蒟*Piper boehmeriaefolium*（Miq.）C. DC. var. *tonkinense* C. DC.的全株。

■ **性味功用**

味辛，性温。祛风散寒，散瘀止痛，活血通经，消肿。主治感冒咳嗽，胃寒痛，胶痛，吐泻，月经不调，闭经，白带病，产后腹痛，风湿痛，跌打损伤，毒蛇咬伤，蜈蚣咬伤。内服6~9克。

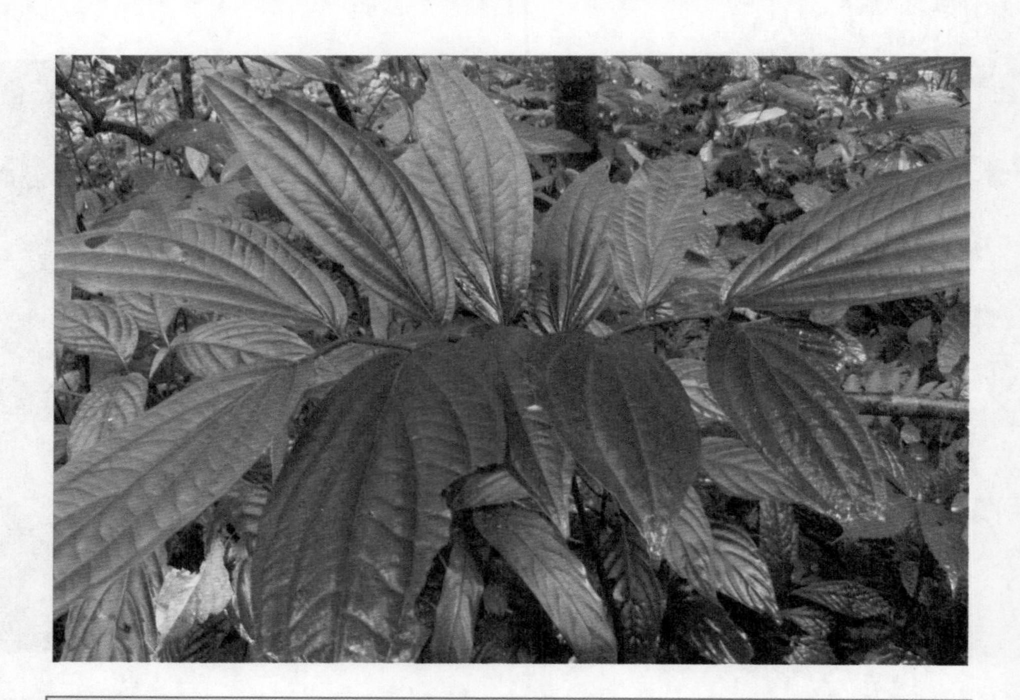

药用歌谣

性温味平大肠风　散寒通经利妇科
产后腹痛坐骨痛　止痛调经好处多

小肠风　Fiuv zingh buerng

■ **别名**　石蒟、爬岩香、二十四症、上树风、山蒌。

■ **来源**　胡椒科植物山蒟 *Piper hancei* Maxim.的全草。

■ **性味功用**

味辛，性平。祛风除湿，强腰膝，消肿止痛。主治感冒咳嗽，气喘，胃腹寒痛，风湿骨痛，手足麻木，腰膝无力，肌肉萎缩，跌打损伤。内服6~15克，水煎或浸酒服；外用适量，水煎洗或捣敷。

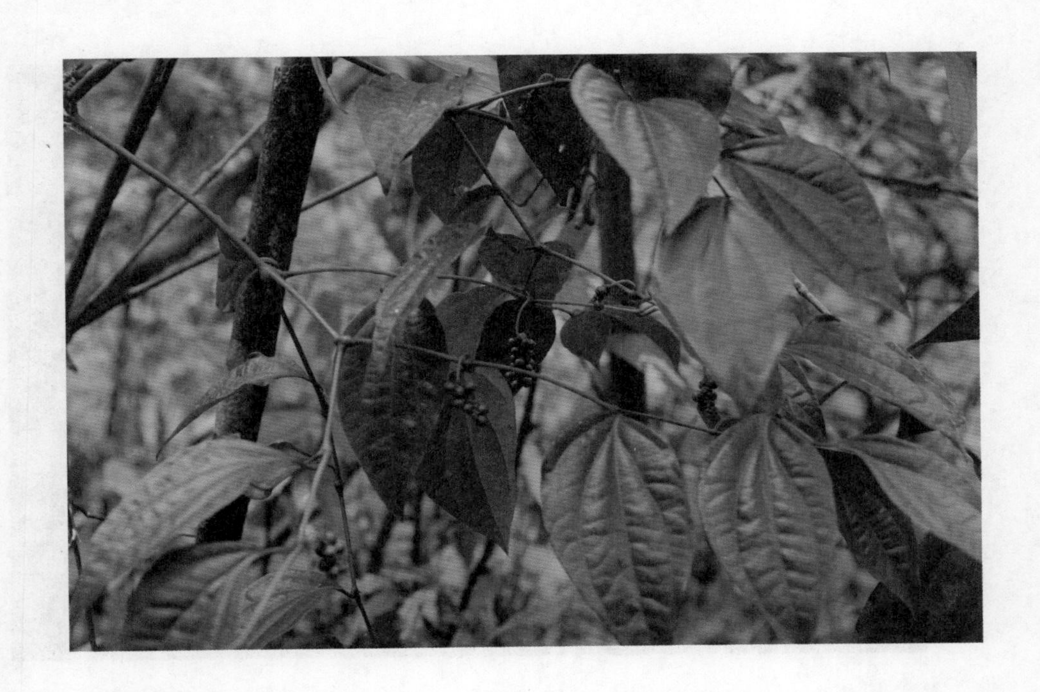

药用歌谣

虚寒胃痛小肠风　大钻沉杉七叶连
白狗肠加入山虎　管你胃痛几多年

鸡肠风　Jaih gaangh buerng

■ 别名　百藤草

■ 来源　茜草科植物牛白藤*Hedyotis hedyotidea*（DC.）Merr. 的干燥全草。

■ 性味功用

味甘、淡，性凉，属打药。清热解暑，祛风活络，消肿解毒。主治中暑发热，感冒咳嗽，风湿痹痛，跌打损伤，皮肤瘙痒。内服15~30克；外用适量，煎水洗患处。

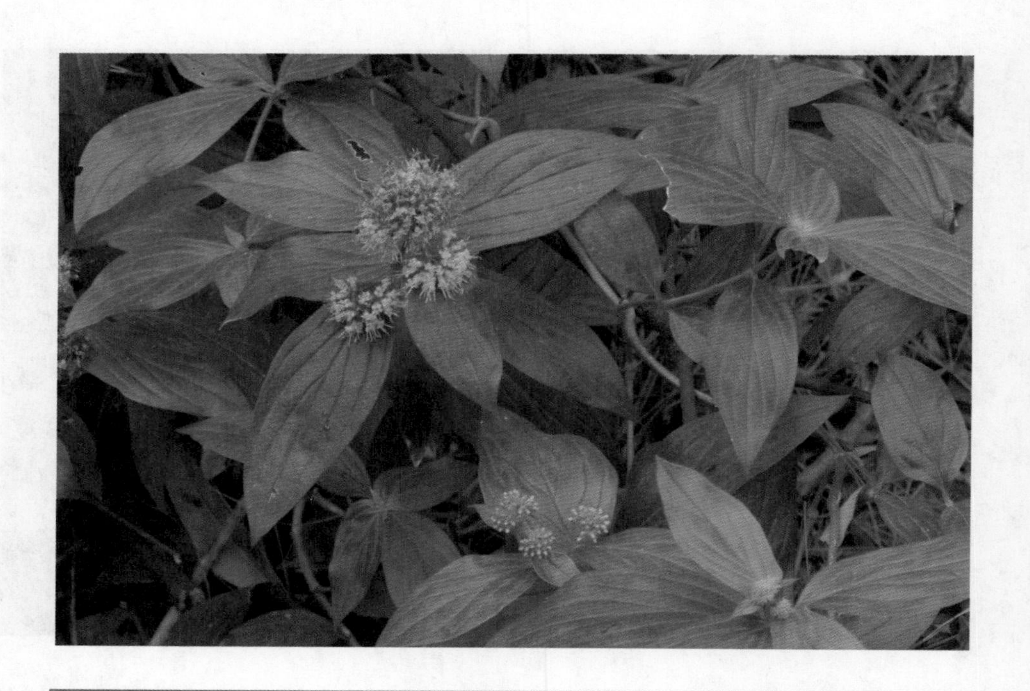

药用歌谣

带状疱疹鸡肠风　得了此病不轻松
外表红烂神经痛　医好也要几天工

鸭仔风　Apc dorn buerng

■ **别名**　黑血藤

■ **来源**　豆科植物大果油麻藤*Mucuna macrocarpa* Wall.的茎。

■ **性味功用**

味涩，性凉。清肺止咳，舒筋活血。主治肺燥咳嗽，咯血，腰膝酸痛，手足麻痹，贫血，头痛，头晕，月经不调。内服15~30克。

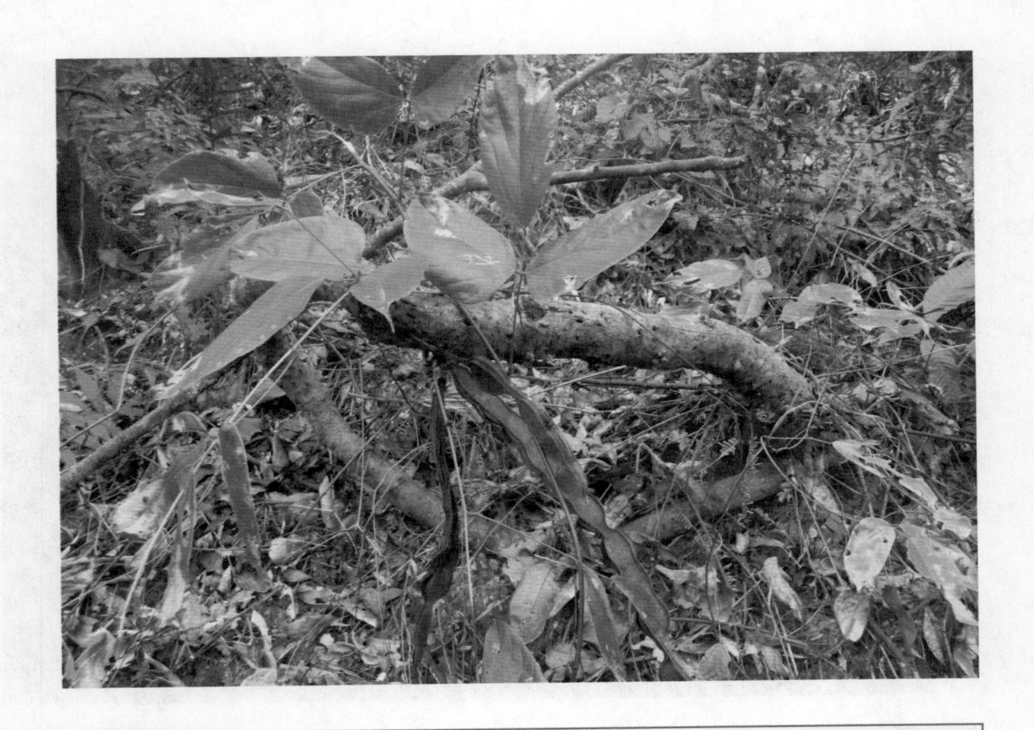

药用歌谣

产后血虚鸭仔风　杜仲当归紫九牛
黄花参配九层风　山霸王爱猪骨头

鸭脚风 Apc zaux buerng

■ **别名** 鸭脚木。

■ **来源** 五加科植物鹅掌柴*Schefflera octophylla*（Lour.）Harms的全株。

■ **性味功用**

味苦，性凉。清热解毒，祛风除湿，散瘀消肿，凉血止痒。主治感冒发热，咽喉肿痛，风湿性关节炎，风湿痹痛，筋骨痛，跌打损伤，湿疹，风疹，皮肤过敏。内服15~30克。

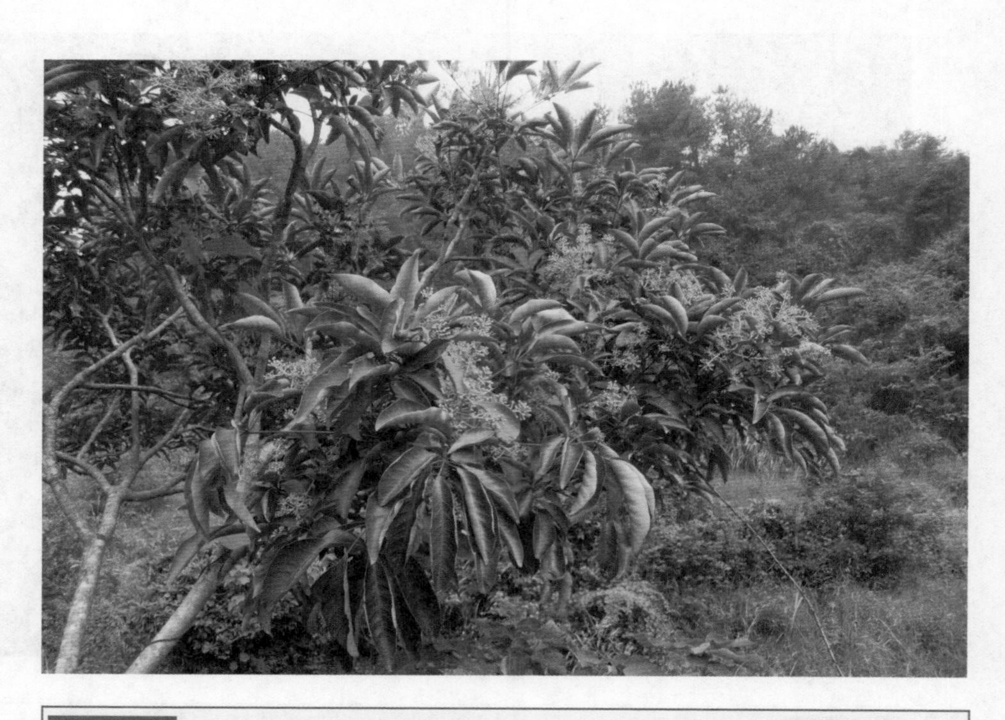

药用歌谣

味甘性凉鸭脚风　风疹湿疹效相同
南蛇风加龙牙草　内服外洗一条龙

独脚风　Nduqc zaux buerng

■ **别名**　薄叶胡桐、梳篦木、铁将军。

■ **来源**　藤黄科植物薄叶红厚壳*Calophyllum membranaceum* Gardn. et Champ.的全株。

■ **性味功用**

味微苦，性平。祛风除湿，活血止痛，壮腰补肾，强筋骨。主治风湿性关节炎，腰痛，肾虚腰痛，黄疸型肝炎，痛经，月经不调，血虚，小儿惊风，脑血栓，跌打损伤，骨折。内服15~30克。

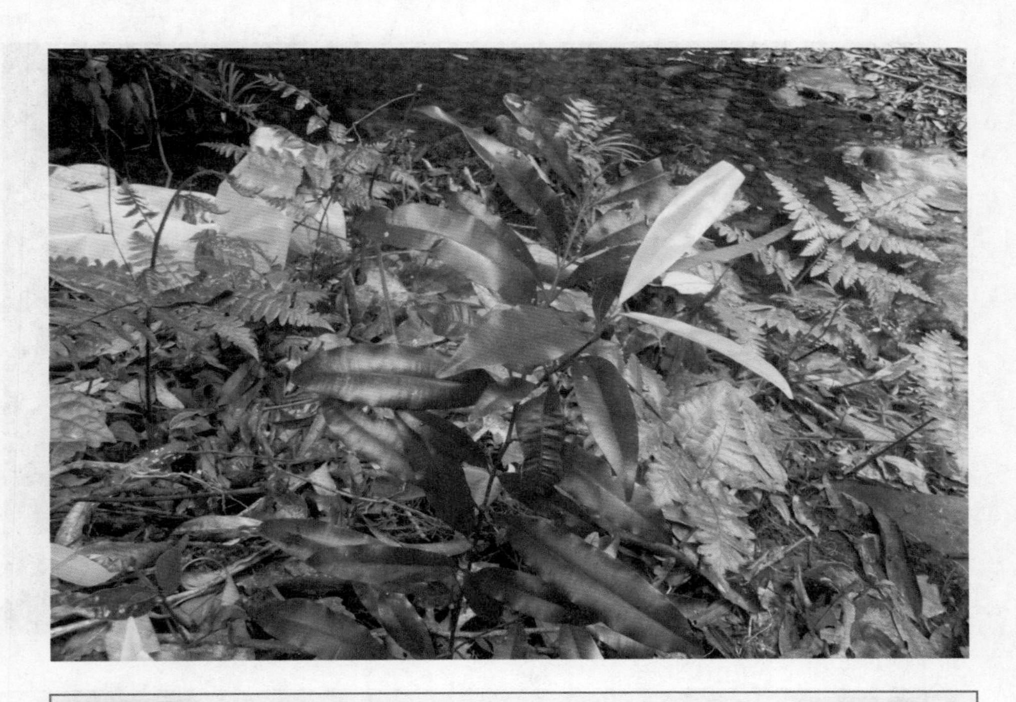

药用歌谣

脑血栓用独脚风　血党川芎加地龙
五爪金龙槟榔钻　大肠风配扭骨风

八角风　Betc gorqv buerng

■ **别名**　八角枫、白金条、八角王。

■ **来源**　八角枫科植物八角枫*Alangium chinense* (Lour.) Harms的干燥细根及须根。

■ **性味功用**

味辛，性微温，有毒，属打药。祛风除湿，舒经活络，散瘀止痛。主治风湿痹痛，四肢麻木，跌打损伤。内服3~9克。

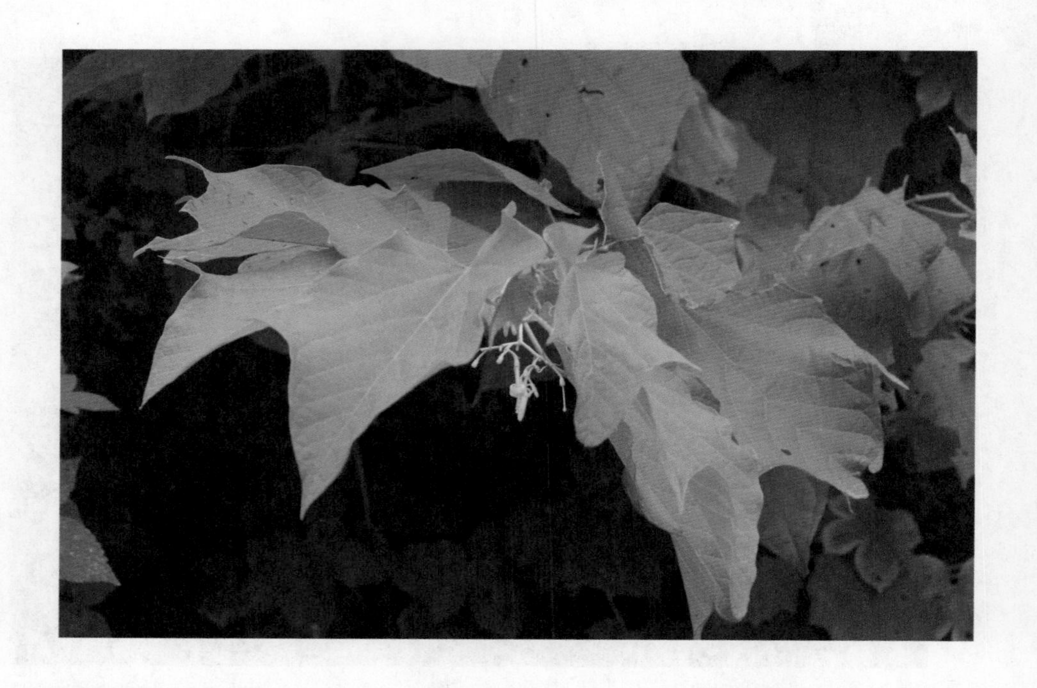

药用歌谣

祛风除湿八角风　舒经活络又止痛
四肢麻木与损伤　此药服下见奇功

羊角风　Yungh gorqv buerng

■ **别名**　羊角纽。

■ **来源**　夹竹桃科植物羊角拗*Strophanthus divaricatus* (Lour.) Hook.et Arn.的全株。

■ **性味功用**

味苦，性寒，有毒。强心消肿，散瘀止痛，杀虫止痒。主治风湿性关节炎，小儿麻痹后遗症，跌打损伤，淋巴结结核，毒蛇咬伤、疮疖。外用适量，捣敷或煎水外洗。

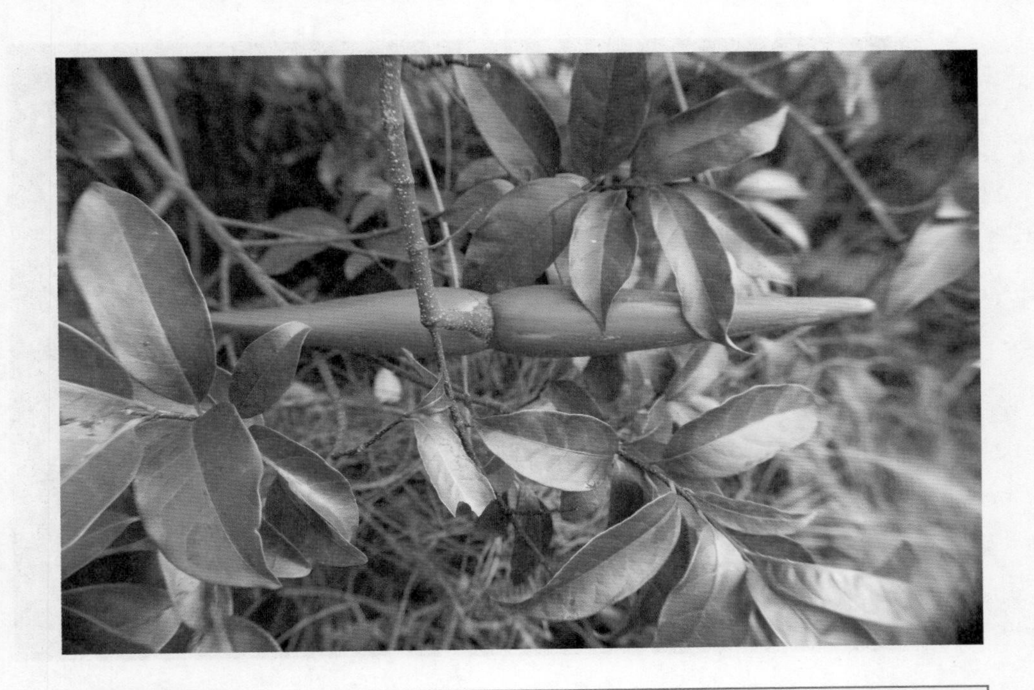

药用歌谣

羊角风是外用药　只供外洗不能喝
大飞物草配苦参　湿疹疥癣用得合

来角风　Laih gorqv buerng

■ **别名**　箭杆风、土砂仁。

■ **来源**　姜科植物山姜*Alpinia japonica* (Thunb.) Miq.的根状茎。

■ **性味功用**

味辛、微苦，性温。温中行气，消肿止痛。主治胃腹寒痛，风湿痹痛，跌打损伤。内服3~9克。

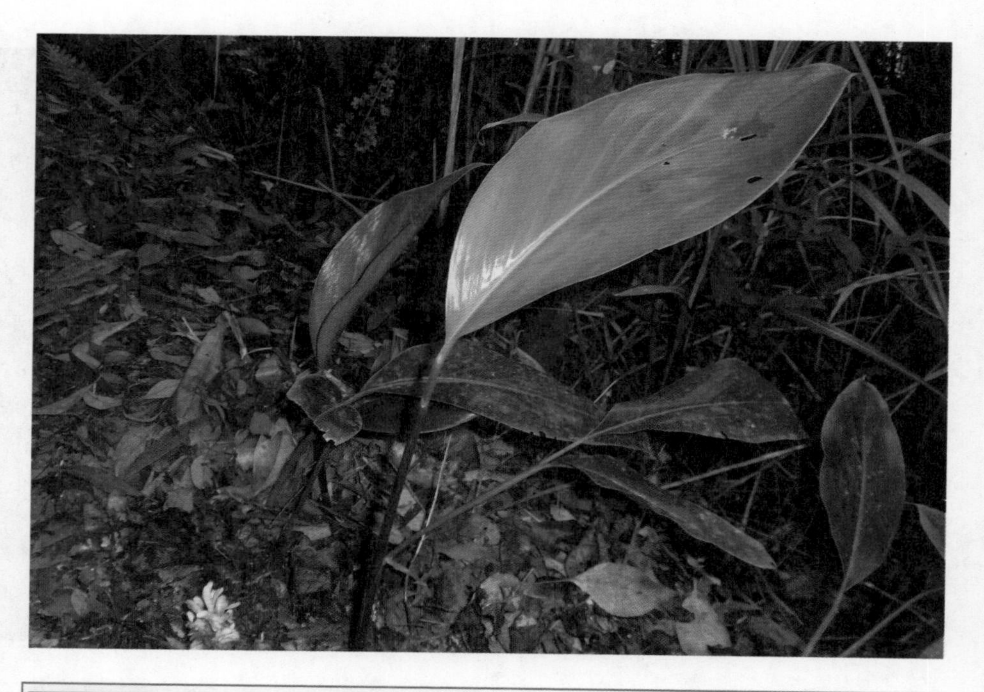

药用歌谣

来角风治风心病　黑姜灯草野芭蕉
地榆椿树紫九牛　猪心共煨痛可消

过山风　Guiex gemh buerng

■ **别名**　过山龙。

■ **来源**　卫矛科植物南蛇藤*Celastrus orbiculatus* Thunb.的全株。

■ **性味功用**

味微辛，性温。散瘀通经，祛风除湿，强筋骨。治风湿筋骨疼痛，腰腿痛，关节痛，四肢麻木，头晕，头痛，牙痛，痢疾，痔漏，脱肛，小儿惊风，闭经，一切痧症。内服10~15克。

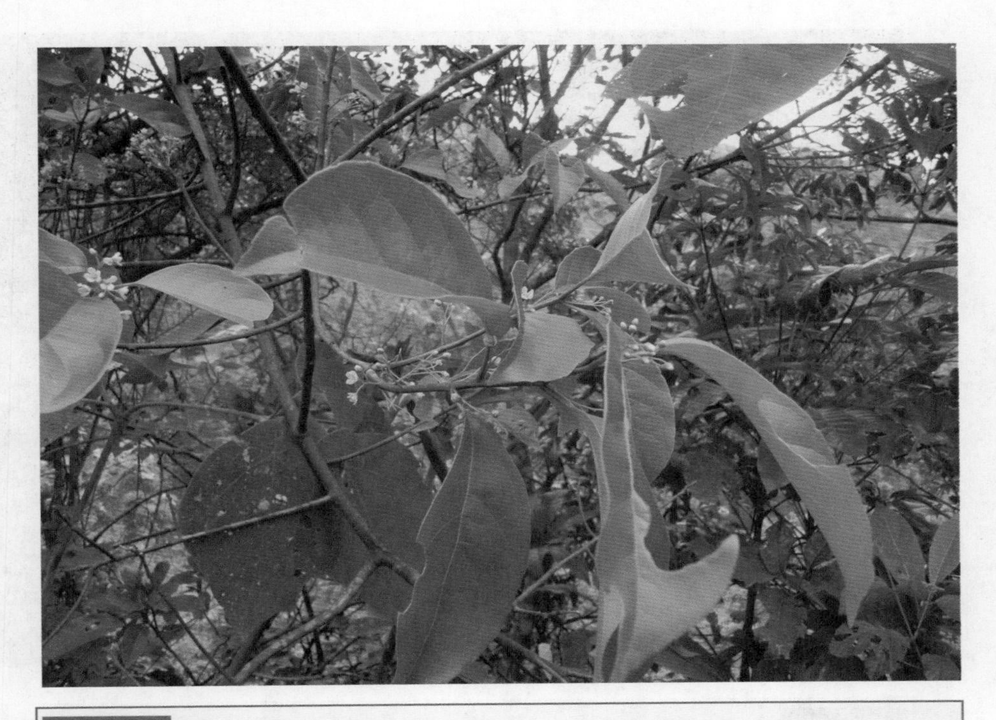

药用歌谣	
过山风可治湿疹	龙牙草加九里明
扛板归配火炭母	煎水外洗痒即停

过节风　Guiex nyaatv buerng

■ **别名**　老蛇莲、开喉剑。

■ **来源**　百合科植物开口箭*Tupistra chinensis*的根状茎。

■ **性味功用**

味甘、微苦，性凉，有毒。清热解毒，散瘀止痛，活血调经。主治咽喉炎，风湿骨痛，腰腿痛，关节炎，跌打损伤，痈疮肿毒，毒蛇或狂犬咬伤。内服1.5~3克。

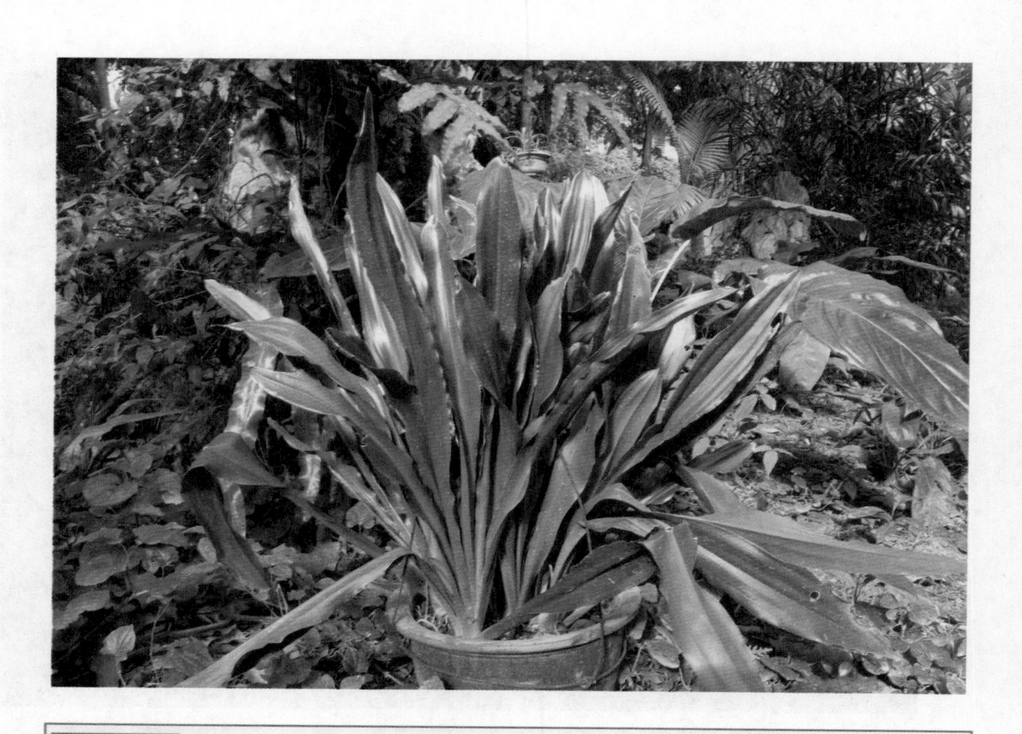

药用歌谣

咽喉炎用过节风　金线风配盘王茶
水浸风加水蚕根　牙痛胃痛效力佳

过墙风 Guiex zingh buerng

■ **别名** 白龙船花、来姑。

■ **来源** 马鞭草科植物臭茉莉*Clerodendrum philippinum* Schauer var. *simplex* Moldenke的全株。

■ **性味功用**

味苦、辛，性平。祛风除湿，活血散瘀，消肿止痛，收敛生肌，清热解毒，壮筋骨。主治风湿筋骨痛，腰腿痛，关节酸痛，跌打损伤，骨折，脚气，水肿，黄疸型肝炎，支气管炎，肺结核，肺脓疡，高血压病，子宫脱垂，脱肛，月经不调，白带病，痔疮，烧烫伤。内服15~30克，外用适量。

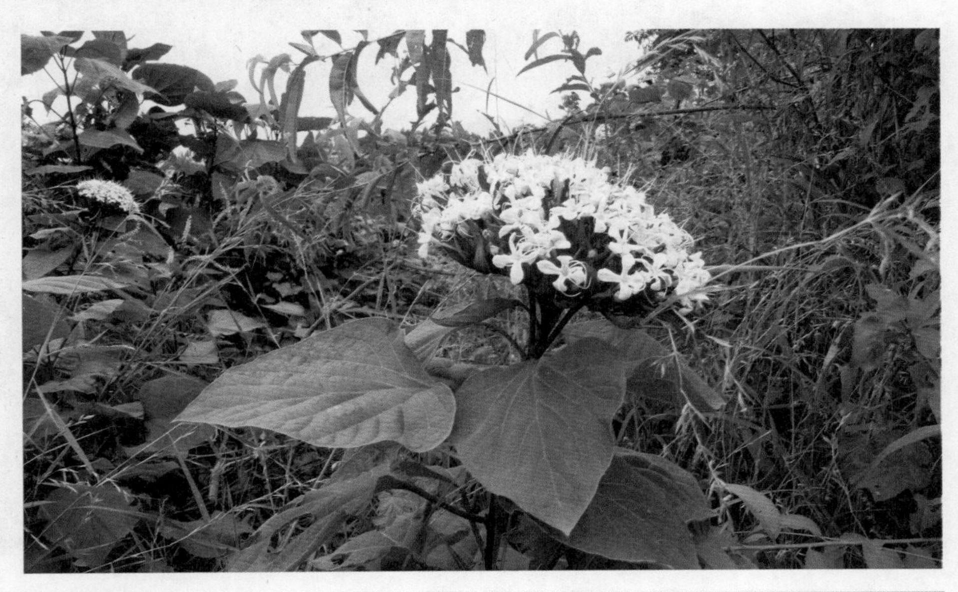

药用歌谣

过墙风治产后风　当归藤配独脚风
大钻又加下山虎　还要加点大肠风

爬墙风 Bah zingh buerng

■ **别名** 见水生、苦连藤。

■ **来源** 夹竹桃科植物变色络石*Trachelospermum jasminoides* (Lindl.) Lem. ‘variegatum’的藤茎。

■ **性味功用**

味苦，性平。祛风除湿，调经活络，散瘀止痛。主治风湿痹痛，风湿性关节炎，坐骨神经痛，小便不利，肺结核，跌打损伤，外伤肌腱挛缩。内服6~12克。

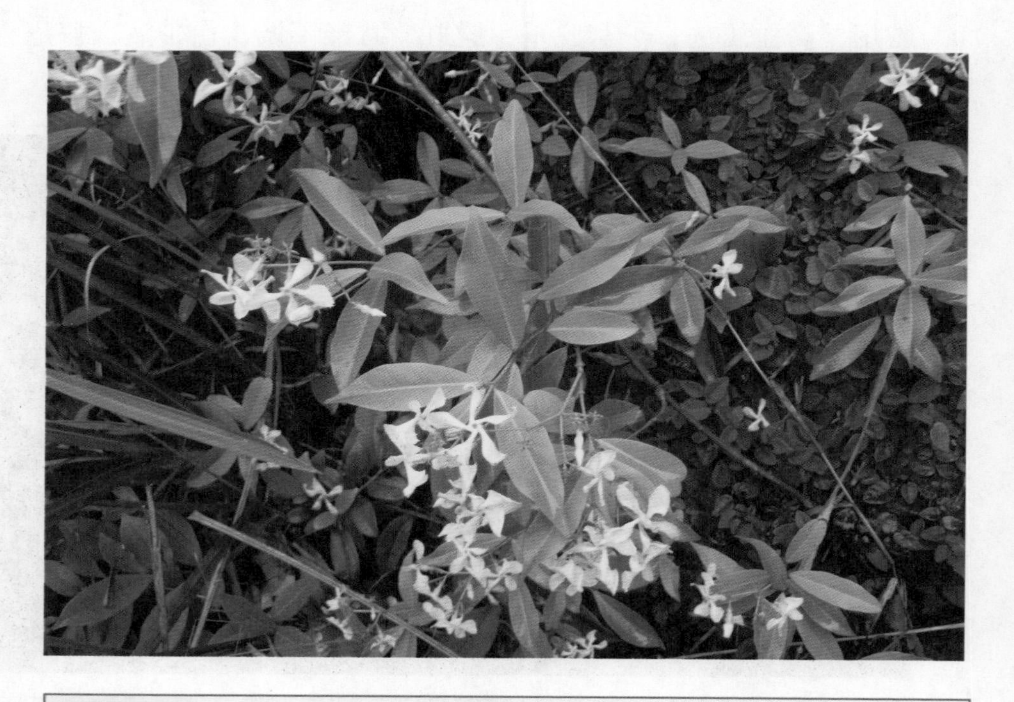

药用歌谣

小便不利爬墙风　尿路感染效果同
海金沙配马鞭草　还要加点扭骨风

走血风　Yangh nziaamh buerng

■ **别名**　散血飞、散血丹。

■ **来源**　芸香科植物飞龙掌血*Toddalia asiatica* (L.) Lam.的干燥根。

■ **性味功用**

辛、苦，温。有小毒。属打药。祛风止痛，散瘀止血。用于风湿痹痛，胃痛，跌打损伤，吐血，刀伤出血，痛经，闭经，痢疾，牙痛，疟疾。内服6~15克；外用适量。

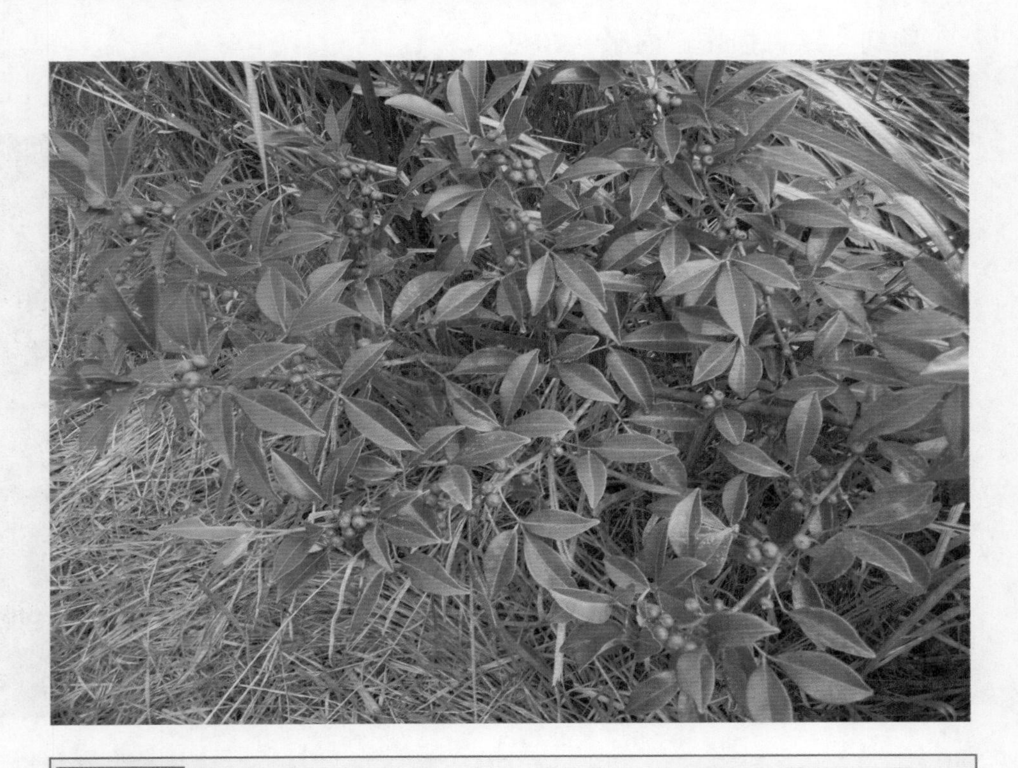

药用歌谣

走血风属跌打药　牙痛胃痛用处多
痛经闭经和吐血　痢疾疟疾用也合

血风　Nziaamv buerng

■ **别名**　大叶紫金牛、走马胎、山鼠。

■ **来源**　紫金牛科植物走马胎*Ardisia gigantifolia* Stapf的全株。

■ **性味功用**

味苦、微辛，性温。祛风活络，除湿消肿，散瘀止痛，止血生肌。治风湿性关节炎，风湿痹痛，筋骨酸痛，腰腿痛，半身不遂，产后风瘫，小儿麻痹后遗症，月经不调，闭经，痛经，产后腹痛，跌打损伤。内服9~30克。

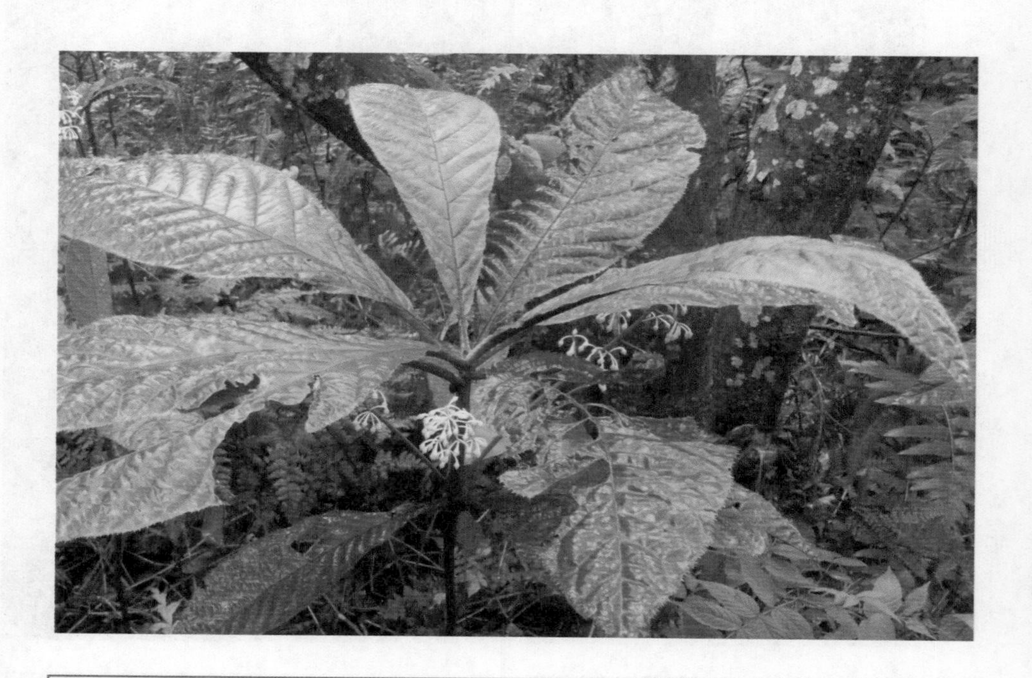

药用歌谣

血风就是走马胎　风打相兼用处多
产后虚弱月经病　组方配入总用得

牛耳风　Ngungh muh normh buerng

■ **别名**　多花瓜馥木。

■ **来源**　番荔枝科植物黑风藤*Fissistigma polyanthum* (Hook. f. et Thoms.) Merr.的茎。

■ **性味功用**

味苦，性温。祛风除湿，强筋壮骨，消肿止痛，活血调经。治风湿、类风湿性关节炎，流行性乙型脑炎，小儿麻痹后遗症，面神经麻痹，神经痛，月经不调，跌打损伤。内服30~120克。

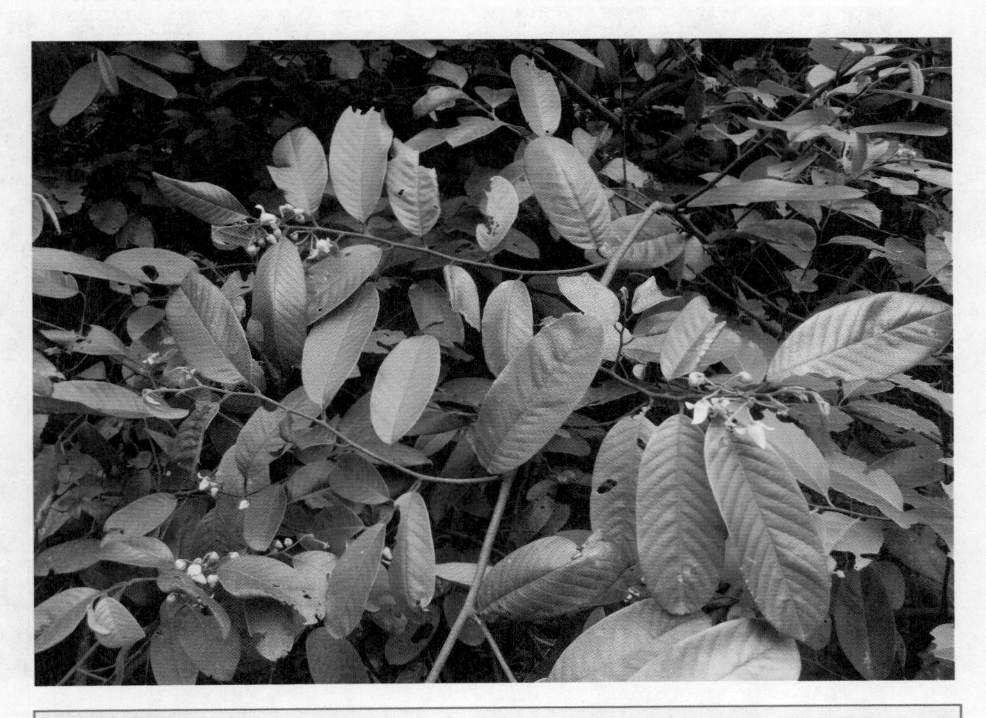

药用歌谣

镇痉安神牛耳风　大钻天麻走血风
面部神经麻痹症　白附双钩与地龙

牛膝风　Ngungh cietv buerng

■ **别名**　倒钩草、倒扣草、白牛膝。

■ **来源**　苋科植物土牛膝*Achyranthes aspera* L. 的全草。

■ **性味功用**

味苦、酸，性平。活血通经，散瘀消肿。主治咽喉肿痛，高血压病，月经不调，闭经，风湿痹痛，腰膝酸痛，跌打损伤，尿路结石，肾炎，扁桃体炎。内服5~10克。

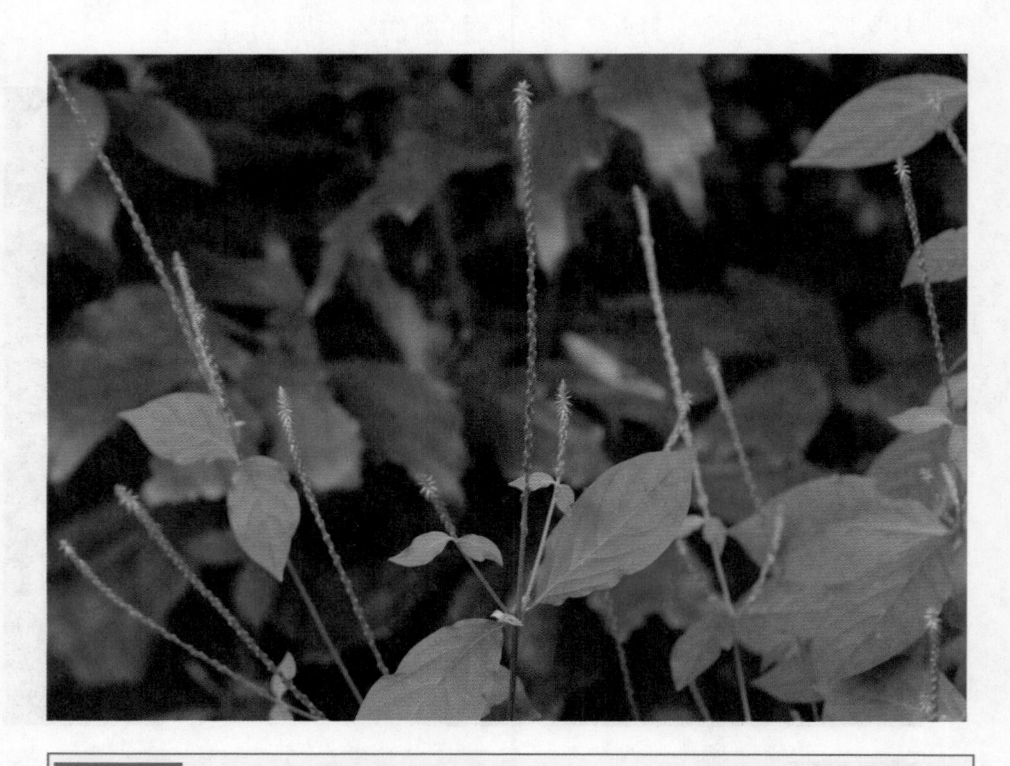

药用歌谣

肾炎水肿牛膝风　金线风加一点红
血淋乳香二味煎　血余炭用汤药冲

半边风 Bienh buerng hoc

■ **别名** 枫荷桂、阴阳叶。

■ **来源** 梧桐科植物翻白叶树*Pterospermum heterophyllum* Hance的根、枝、叶。

■ **性味功用**

味甘、淡，性温。祛风除湿，舒筋活血，消肿止痛。主治风湿、类风湿性关节炎，风湿痹痛，筋骨痛，腰腿痛，手足麻痹，半身不遂，产后风瘫，脚气病，跌打损伤。内服15~30克。

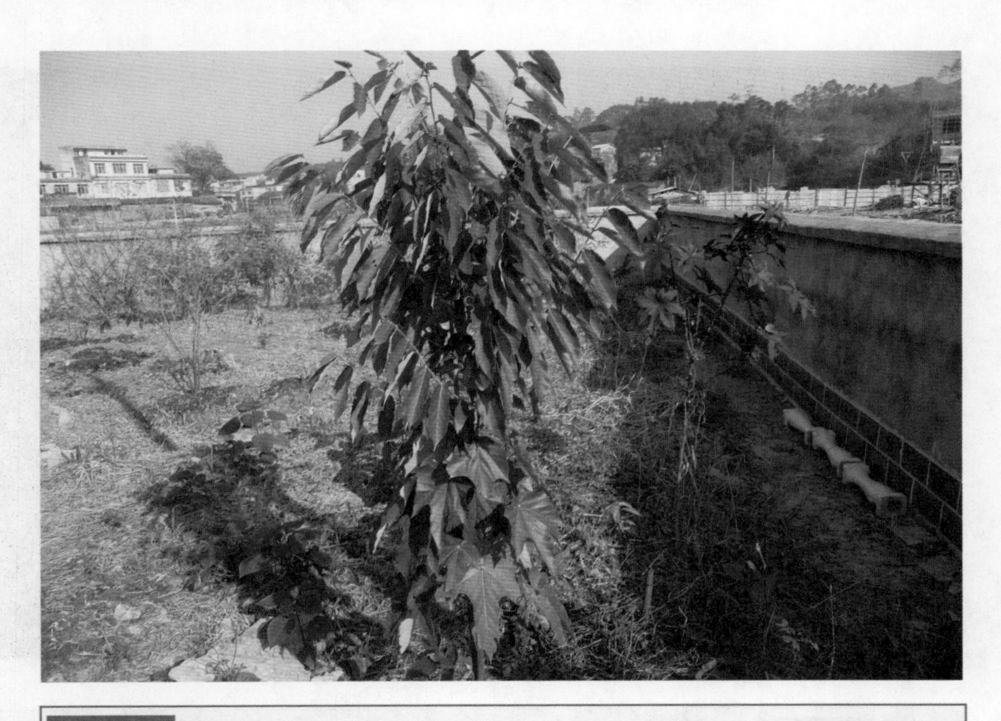

药用歌谣

半边风治类风湿　地钻杜仲夜交藤
上山虎加红九牛　山莲藕配九节风

半荷风　Bienh hoc buerng

■ **别名**　半枫荷。

■ **来源**　金缕梅科植物半枫荷*Semiliquidambar cathayensis* Chang的干燥地上部分。

■ **性味功用**

味涩、微苦，性温，属风打相兼药。祛风湿，活血散瘀。主治风湿性关节炎，腰腿痛，跌打肿痛。内服10~30克，外用适量。

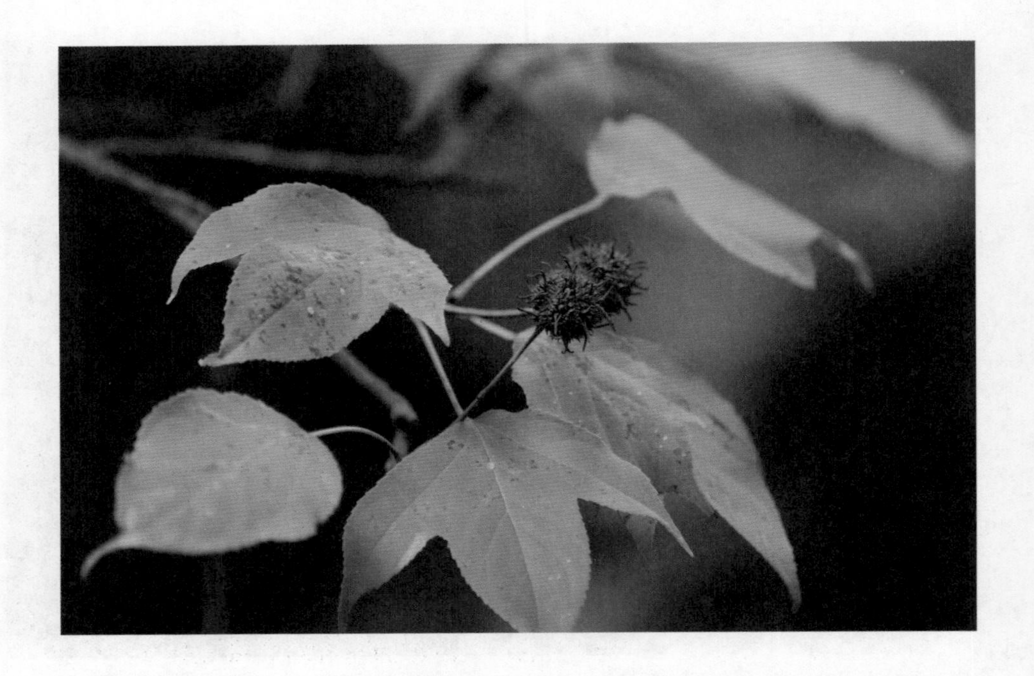

药用歌谣

半身不遂半荷风　白面风配当归藤
大钻小钻九层风　红九牛加首乌藤

红顶风　Hongh ningv buerng

■ **别名**　红龙船花、来骨使亮、荷苞花。

■ **来源**　马鞭草科植物赪桐*Clerodendrum japonicum* (Thunb.) Sweet的全株。

■ **性味功用**

味微甘、淡，性凉。祛风除湿，散瘀消肿。主治风湿骨痛，腰肌劳损，跌打损伤，肺结核咳嗽，咯血，血尿，感冒发热，痢疾，月经不调，子宫脱垂，疔疮肿毒。内服9~15克。

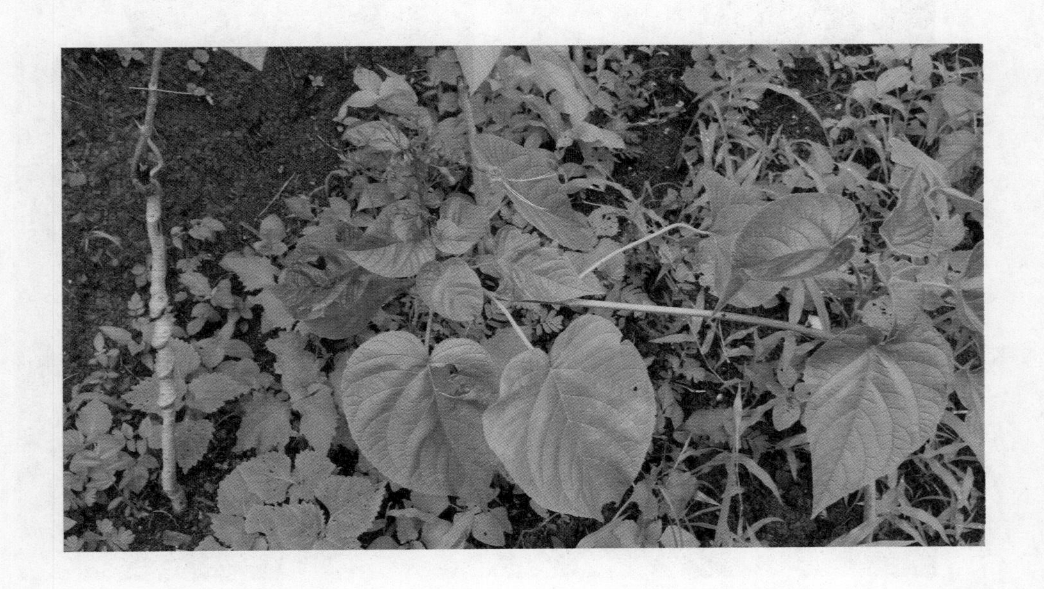

药用歌谣

红顶风治肺结核　红铁树配小解药
不出林加侧柏根　咳嗽出血用得着

红节风 Nyaatc siqv buerng

■ **别名** 红节木、红接骨草。

■ **来源** 野牡丹科北酸脚杆*Medinilla septentrionalis* (W. W. Sm.) H. L. Li.的全株。

■ **性味功用**

味淡、涩，性平，属风药。清热解毒、凉血止血、消肿止痛。主治感冒，尿淋血尿，月经不调，小儿惊风。内服15 ~ 30克，外洗适量。

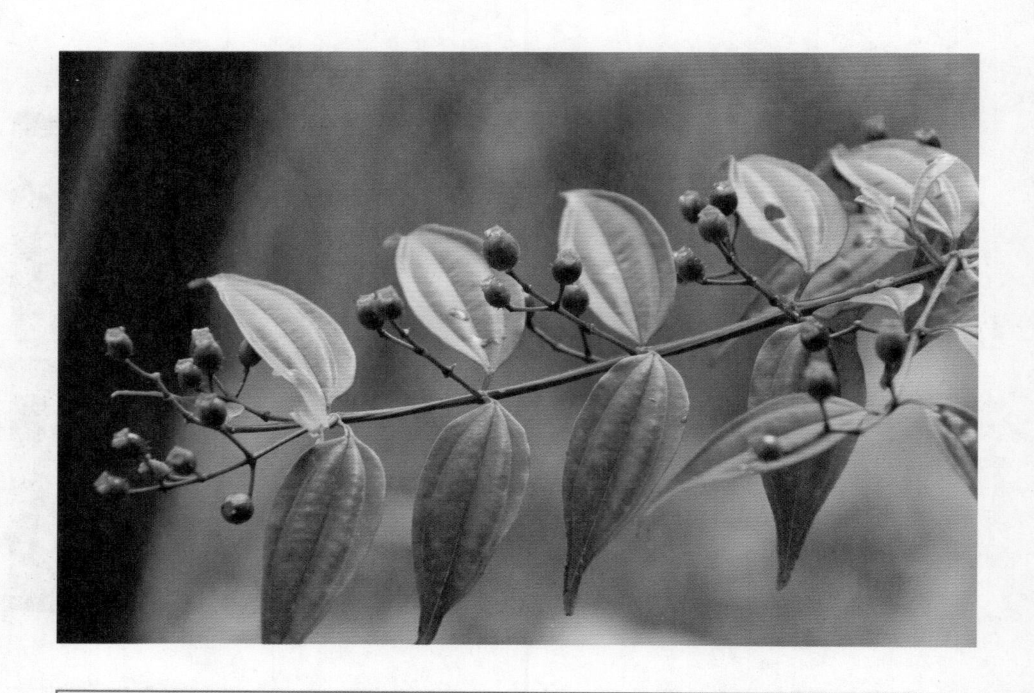

药用歌谣

清热解毒红节风　凉血消肿又止痛
外感发热牙出血　月经不调最适用

黑节风 Gieqv nyaatv buerng

■ **别名** 走马箭、蒴翟、陆英、接骨丹。

■ **来源** 忍冬科植物接骨草*Sambucus chinensis* Lindl.的根、茎、叶。

■ **性味功用**

味苦、酸，性平。利尿消肿，活血通经，止痛。主治风湿骨痛，腰膝及四肢酸痛，腰肌劳损，风湿性关节炎，肾炎水肿，脚气浮肿，肝硬化腹水，产后关节痛，四肢麻木，赤白带下，黄疸型肝炎，小儿惊风，跌打损伤，骨折，淋巴结结核，荨麻疹。内服30~60克。

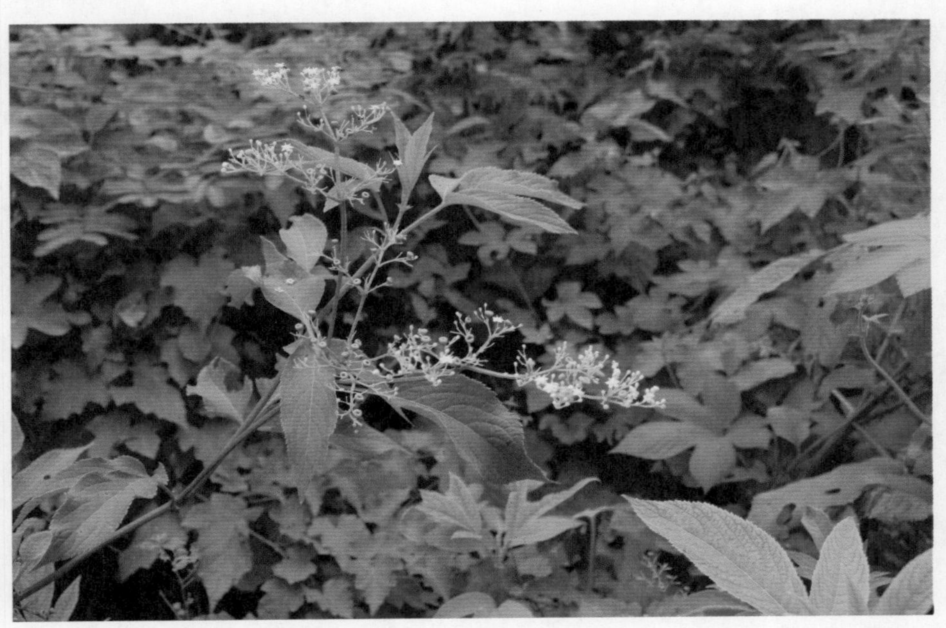

药用歌谣

风热头痛黑节风　山菠萝配路边菊
银花就配狗肝菜　防风荆芥共山枝

白面风　Baeqc minc buerng

■ **别名**　白牛胆、大力王、羊耳白背叶。

■ **来源**　菊科植物羊耳菊*Inula cappa* (Buch.–Ham.) DC.的全草。

■ **性味功用**

味微苦，性温。行气止痛，祛风消肿，化痰定喘，健脾消食，凉血止血，散寒解表。主治感冒发热，咽喉肿痛，慢性气管炎，头痛，慢性肾炎，胃痛，慢性肝炎，风湿骨痛，腰腿痛，胆结石，胆囊炎，肾炎水肿，吐血，咯血，月经不调，痛经，白带病，产后风，毒蛇咬伤溃疡。内服15~30克。

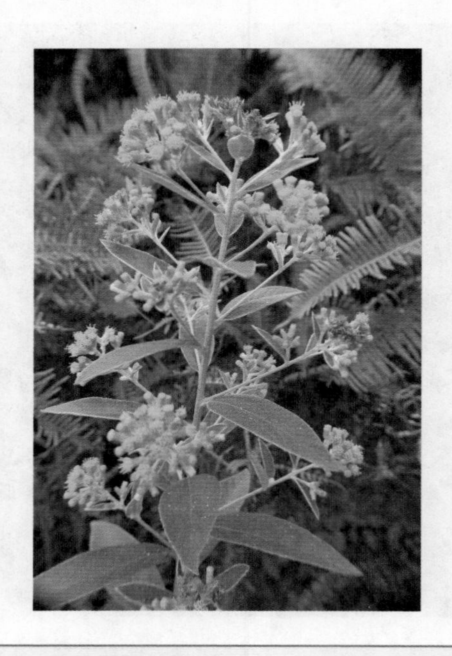

药用歌谣

神经衰弱白面风　五爪金龙配灵芝
黄花参加山莲藕　红糖切碎兑药吃

急惊风 Jiemv ging buerng

■ **别名** 五经风、路边荆。

■ **来源** 茜草科植物白马骨*Serissa serissoides*（DC.）Druce的全株。

■ **性味功用**

味苦、辛，性寒。祛风除湿，清热解毒。主治感冒发热，小儿高热惊风，风火牙痛，咽喉痛，淋浊，白带病，肝炎，头晕目眩，风湿腰腿痛。内服9~15克。

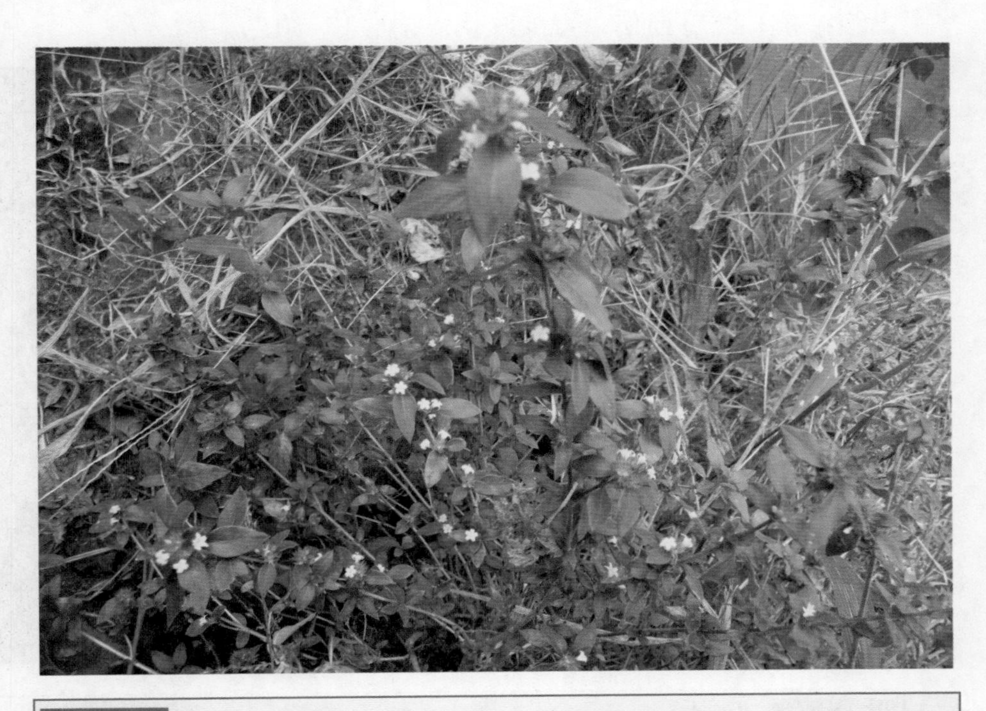

药用歌谣

小儿高热急惊风　双勾地龙透骨消
加点山枝四季青　不犯感冒不发烧

慢惊风　Manc ging buerng

■ **别名**　九龙盘、人字草、大叶人字草。

■ **来源**　蓼科植物金线草*Antenoron filiforme*(Thunb.)Rob. et Vaut的全草。

■ **性味功用**

味辛，性温。凉血止血，行气止痛，活血调经，收敛止泻，散瘀消肿，清热解毒。主治痢疾，腹泻，胃痛，痛经，月经不调，白带病，血崩，吐血，咯血，风湿痹痛，筋骨酸软，腰膝疼痛，淋巴结结核，跌打损伤，毒蛇咬伤。内服15~30克。

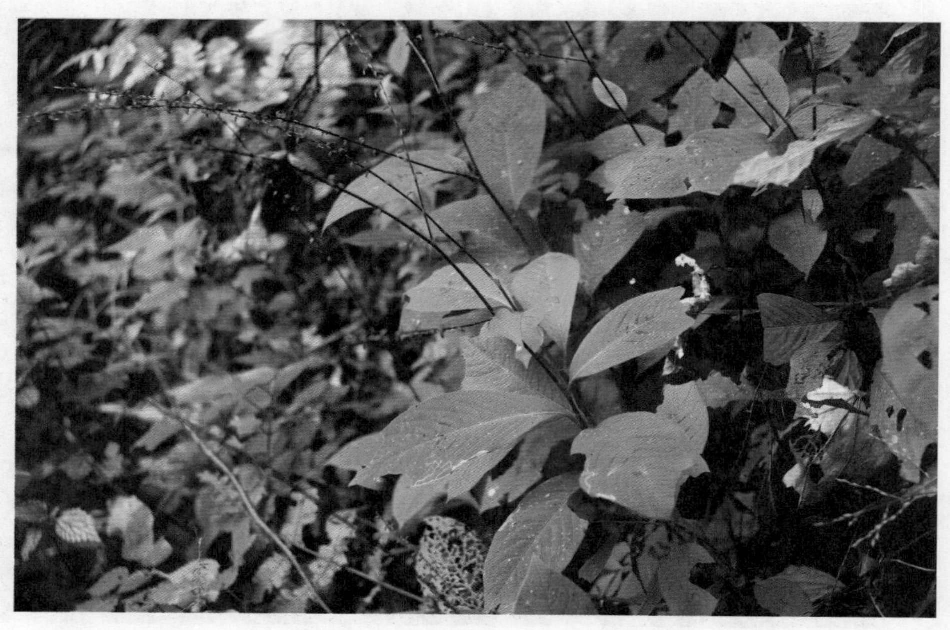

药用歌谣

肺脓疡用慢惊风　野荞麦配地桃花
过江龙加鱼腥草　用完好点又来拿

水浸风　Uomh ziemx buerng

■ **别名**　水浸木、水泡木、大叶水杨梅。

■ **来源**　茜草科植物风箱树*Cephalanthus tetrandrus*(Roxb.)Ridsd.et Bakh.f.的干燥根和藤茎。

■ **性味功用**

味苦，性凉，属打药。清热利湿，散瘀消肿。主治感冒发热，咳嗽，咽喉肿痛，肝炎，尿路感染，盆腔炎，睾丸炎，风湿性关节炎，痈肿，跌打损伤。内服15~30克，外用适量。

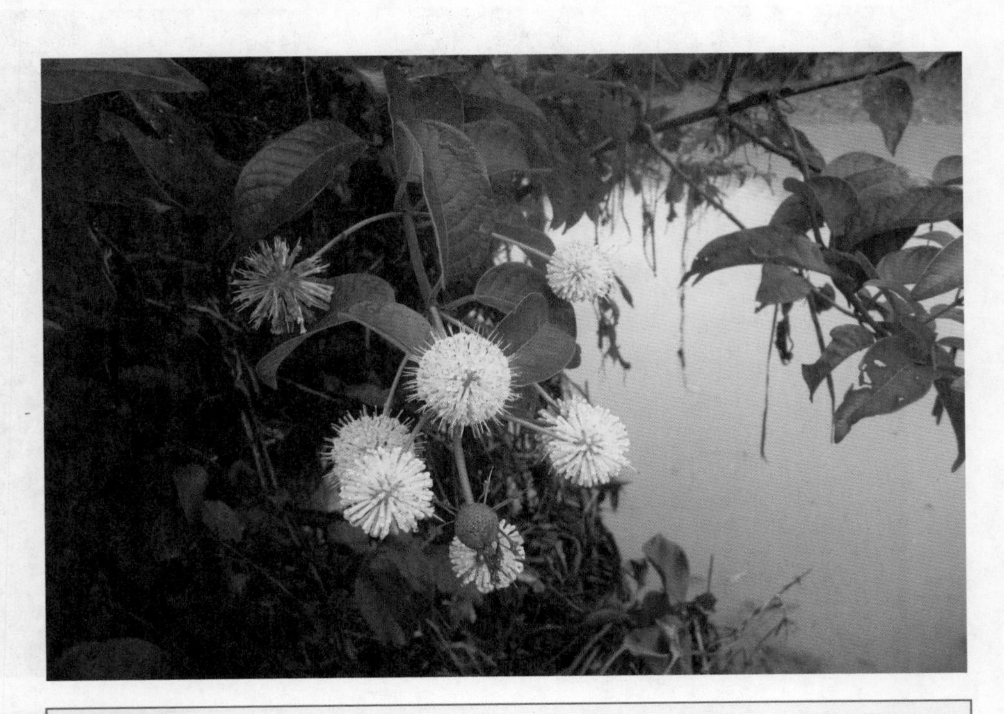

药用歌谣

理肺化痰水浸风　肺热痰湿用得着
灯草地龙桑白皮　合理配方不用多

石上风　Ziqc zaangc buerng

■ **别名**　凤凰尾、尾生根、盘龙莲。

■ **来源**　铁角蕨科植物长叶铁角蕨*Asplenium prolongatum* Hook.的全草。

■ **性味功用**

味辛、苦，性平。清热，利尿，除湿，活血散瘀，止咳化痰，通乳。主治风湿痹痛，腰痛，咳嗽痰多，胸满，衄血，吐血，血崩，乳汁不通，尿路感染，跌打损伤。内服15~30克。

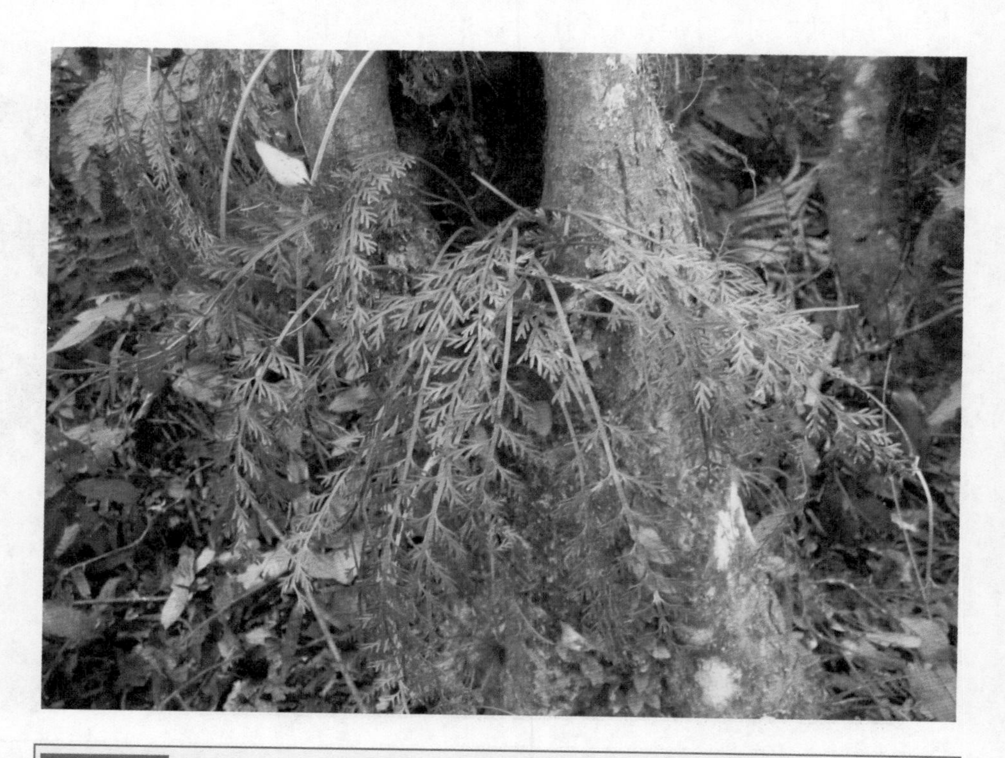

药用歌谣

石上风治产后风　牛耳风配九节风

独脚风和钻地风　以风治风病无踪

竹叶风　Hlauh normh buerng

■ **别名**　大罗伞、竹叶胎。

■ **来源**　紫金牛科植物百两金*Ardisia crispa* (Thunb.) A. DC.的根。

■ **性味功用**

味苦、辛，性温。活血散瘀，消肿止止痛，舒筋活络，清热利咽，化痰止咳。主治咽喉肿痛，扁桃体炎，肺结核咳嗽，闭经，风湿骨痛，胃痛，产后腹痛，肾炎水肿，睾丸肿大坠痛，跌打损伤，毒蛇咬伤，秃疮，疥癣。内服9~30克。

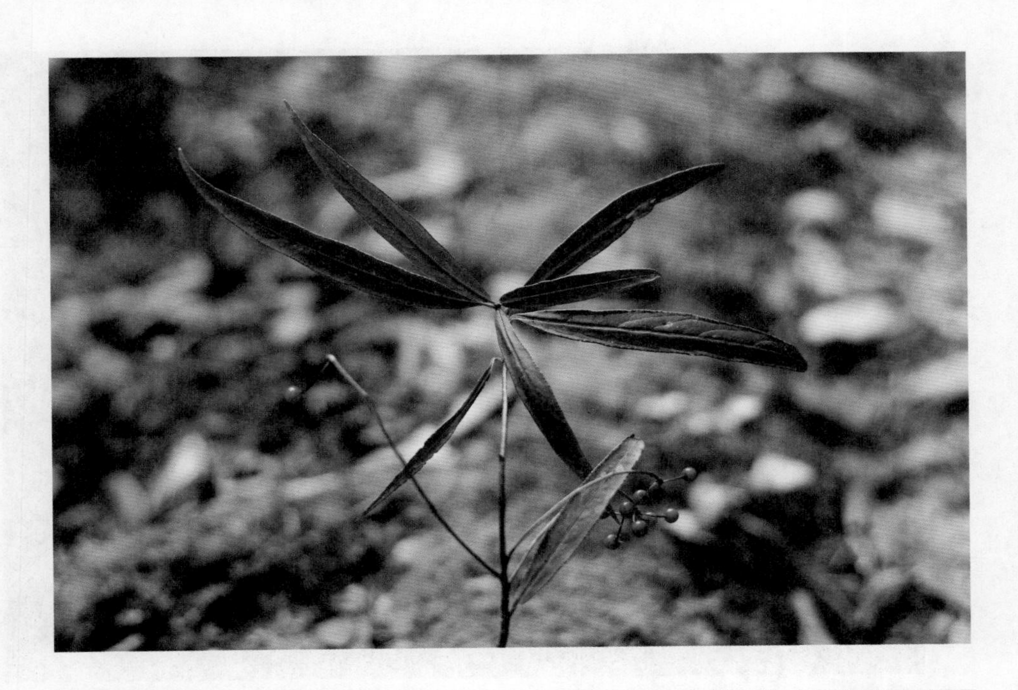

药用歌谣

竹叶风治咽喉肿　金线风配野菊花
地胆头连白纸扇　扁桃腺炎也用它

粘手风 Naenx buoz buerng

■ **别名** 握手风、粘搦风、大叶风。

■ **来源** 马鞭草科植物尖尾枫*Callicarpa longissima*（Hemsl.）Merr.的全株。

■ **性味功用**

味辛、微苦，性温。祛风活血，散瘀消肿。主治风湿骨痛，关节痛，跌打损伤，风寒咳嗽，腹痛，风湿性腰腿痛，瘫痪，小儿麻痹后遗症，产后风，骨折，毒蛇咬伤。内服15~30克。

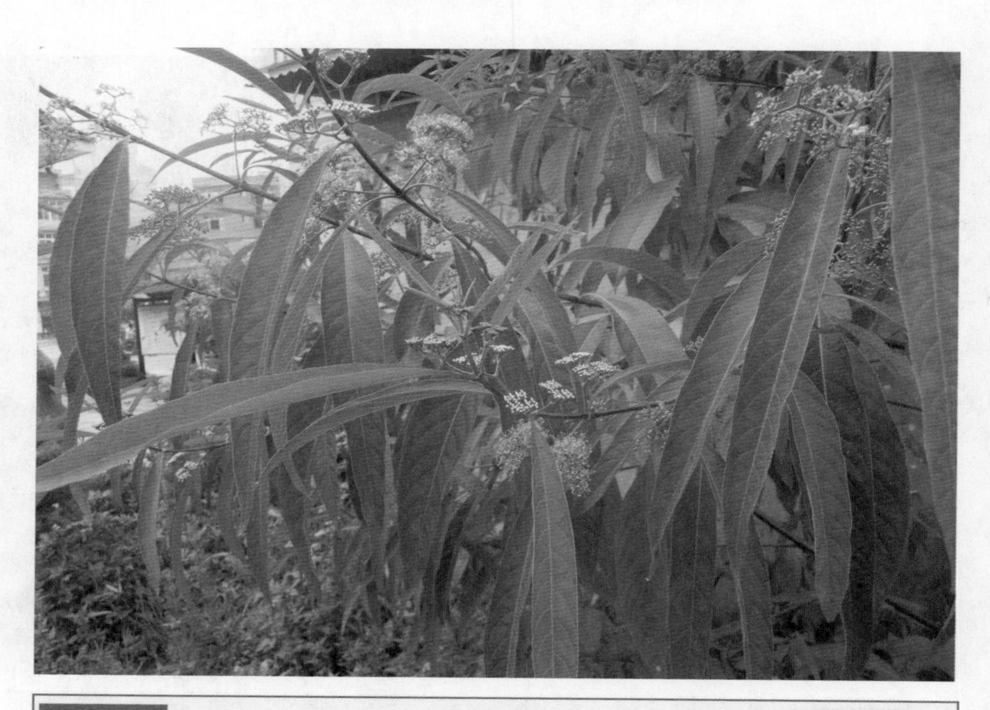

药用歌谣

皮肤瘙痒粘手风　刺手风搭千里光
熊胆木配苦李根　煎水外洗你莫慌

刺手风 Baqv buoz buerng

■ **别名** 麻风草。

■ **来源** 荨麻科植物珠芽艾麻*Laportea bulbifera*(Sieb.et Zucc.)Wedd.的全草。

■ **性味功用**

味辛，性温。祛风除湿，活血，利水，化石。主治小儿疳积，尿路结石，风湿性关节炎，肌肤手足麻木，筋骨疼痛，麻痹瘫痪，月经不调，闭经。内服9~15克。

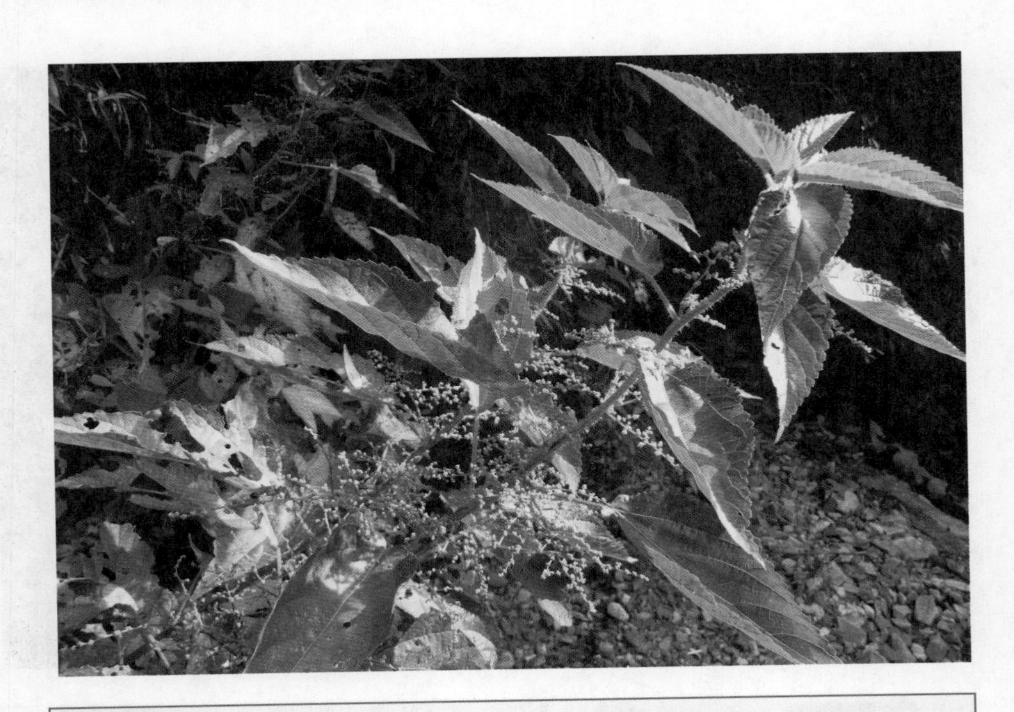

药用歌谣

尿路感染刺手风　马鞭草带海金沙
金钱草配滑石粉　轻轻引石往下滑

阴阳风 Yiemh yaangh buerng

■ **别名** 枫荷桂、半枫荷、枫荷梨。

■ **来源** 五加科植物树参*Dendropanax dentiger* (Harms) Merr.的根或全株。

■ **性味功用**

味甘，性温。祛风除湿，舒筋活血，调经。主治风湿、类风湿性关节炎，筋骨酸痛，半身不遂，偏头痛，月经不调。内服15~60克。

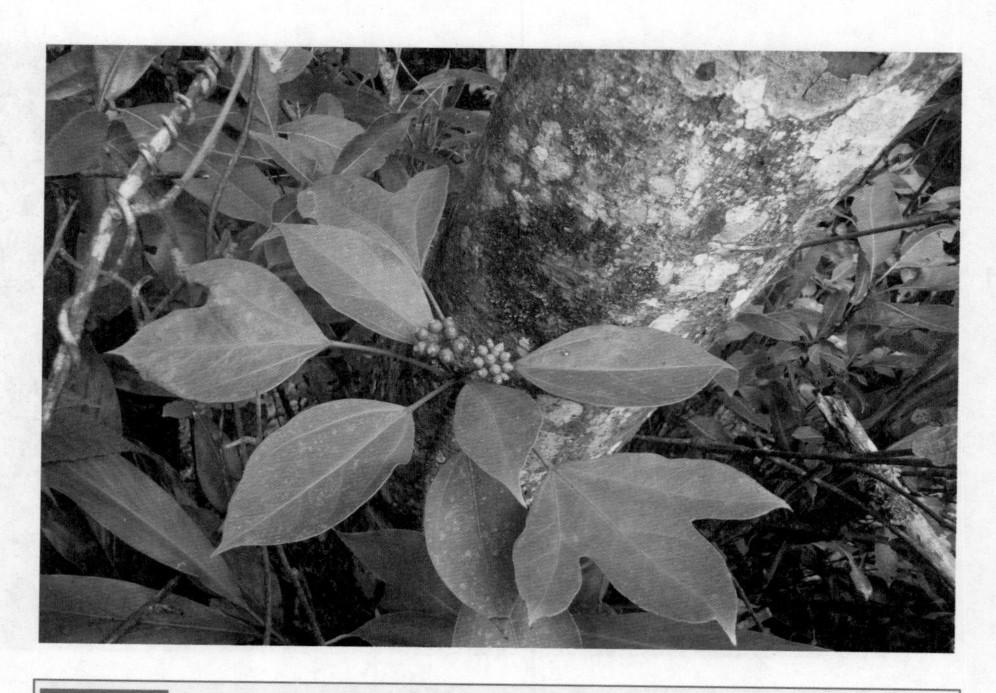

药用歌谣

半身不遂阴阳风　大钻小钻鹞鹰风
一刺两嘴上山虎　千斤藤配九节风

走马风 Yangh maz buerng

■ **别名** 铺地走马、红铺地毯。

■ **来源** 紫金牛科植物心叶紫金牛*Ardisia maclurei* Merr的全株。

■ **性味功用**

味苦，性平。镇咳祛痰，活血调经，消肿止痛。主治肺结核、慢性支气管炎，咳嗽气喘，月经不调，痛经，产后恶露不尽，产后体弱，风湿骨痛，跌打损伤。内服15~30克。

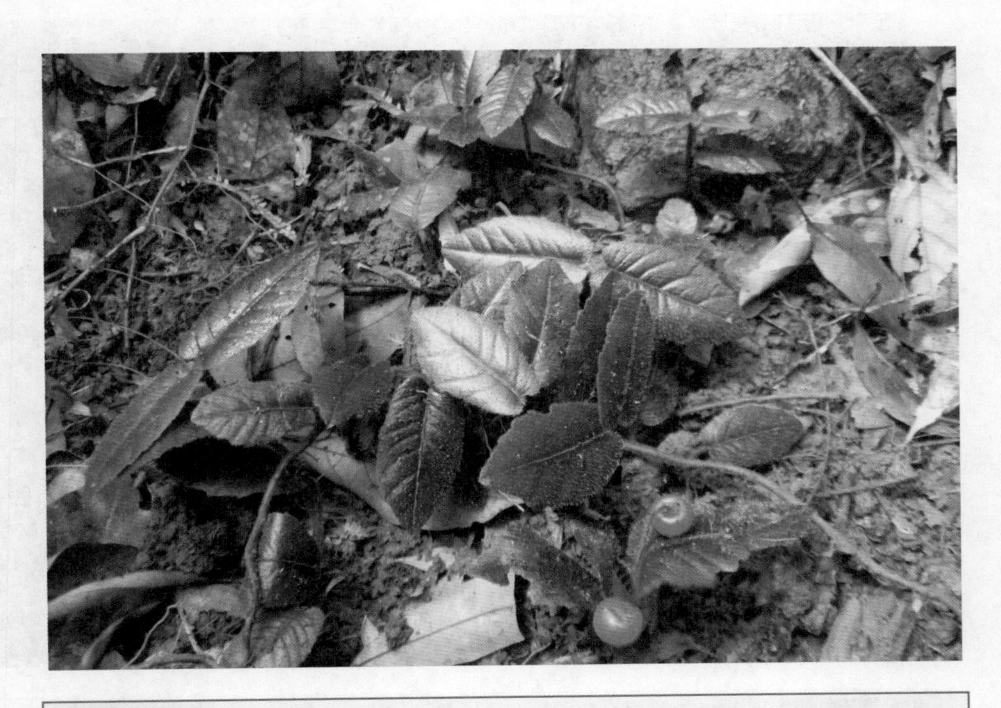

药用歌谣

走马风治不孕症　红背菜加保暖风
大补药配马连鞍　韭菜根和月月红

南蛇风　Naamh zieh buerng

■ **别名**　石莲藤、石莲子。

■ **来源**　豆科植物喙荚云实*Caesalpinia minax* Hance 的全株。

■ **性味功用**

味苦，性寒。清热利湿，散瘀止痛。主治急性胃肠炎，痢疾，膀胱炎，热淋，血尿，斑麻痧症，伤寒夹色，跌打损伤。内服3~9克。

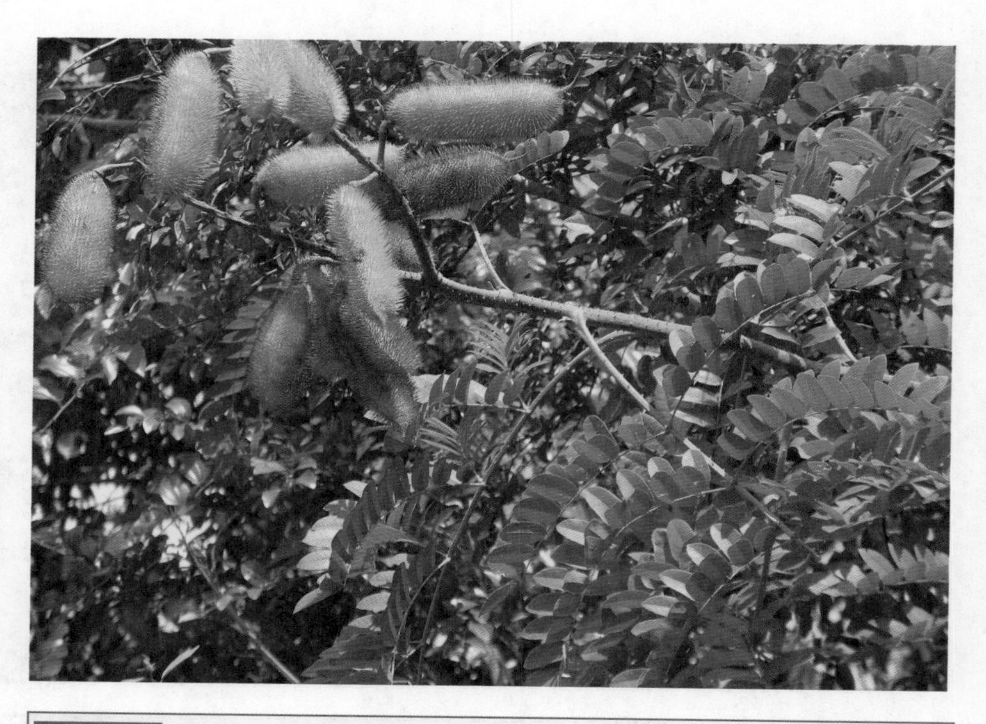

药用歌谣

急性肾炎南蛇风　来角风配九龙藤
水浸风加小肠风　小钻又和七叶莲

鬼刺风　Mienv baqv buerng

■ **别名**　毛猴子。

■ **来源**　蔷薇科植物莓叶委陵菜*Potentilla fragarioides* L.的根。

■ **性味功用**

味甘，性温。益气补虚，祛风活血。主治鬼刺风，风湿痹痛。15~30克，浸酒服或外搽患处。

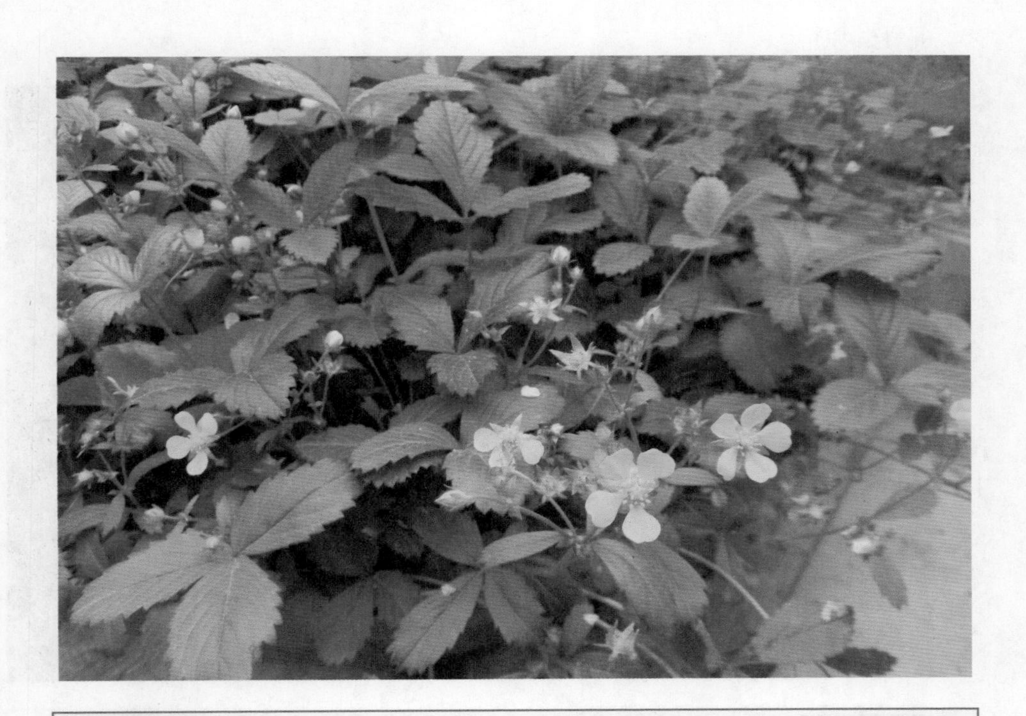

药用歌谣

功能宫血鬼刺风　当归藤加走马风
入山虎见鸡穿裤　煎服止血又温宫

钻地风 | Nzunx deic buerng

■ **别名** 透骨消、接骨消、连线单、四方雷公根。

■ **来源** 唇形科植物活血丹*Glechoma longituba*（Nakai）Kupr的全草。

■ **性味功用**

味苦、辛，性凉。清热解毒，利尿排石，散瘀消肿，活血通经，止痛止痒。治跌打损伤，骨折，风湿性关节炎，月经不调，痛经，闭经，产后疼痛，尿路感染，尿路结石，肾炎水肿，胆道结石，胆囊炎，小儿发热惊风，腮腺炎，疮疡肿毒，毒蛇咬伤。内服15~30克。

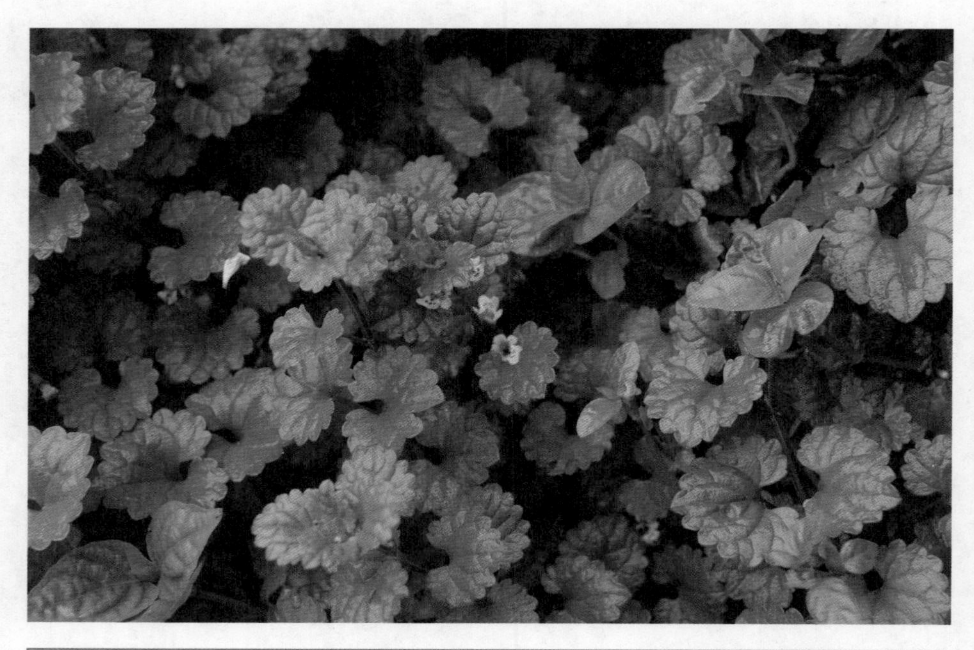

药用歌谣

急性肾炎钻地风　小散骨风地桃花
山菠萝配水牛奶　五味小药当大家

倒丁风 Dah gongn buerng

■ **别名** 达杠埠、米碎木、对节刺。

■ **来源** 鼠李科植物雀梅藤*Sageretia thea*（Osbeck）Johnst.的根、叶。

■ **性味功用**

味甘、涩，性平。祛风除湿，化痰止咳，拔毒生肌。主治风湿痹痛，鹤膝风，肺热咳嗽，气喘，水肿，疥疮，疮疡肿毒。内服15~30克。

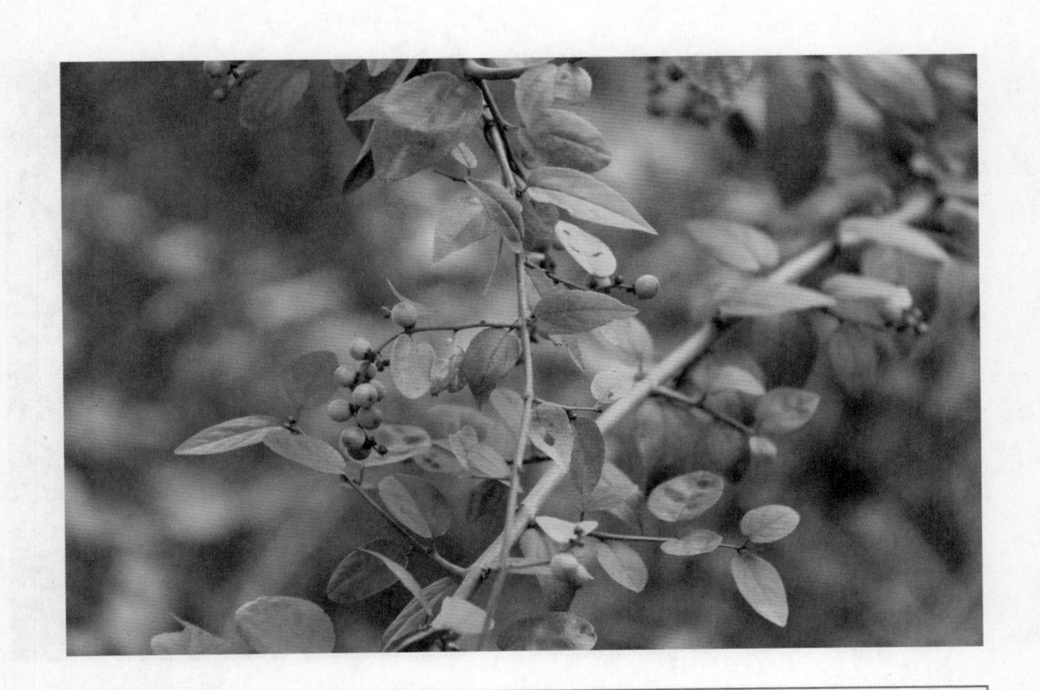

药用歌谣

风湿痹痛倒丁风　飞龙掌血黄九牛
铜包针加麻骨钻　上山虎配黑九牛

假死风　Jav daic buerng

■ **别名**　见风消、假干柴。

■ **来源**　樟科植物山胡椒*Lindera glauca*（Sieb.et Zucc.）Bl的根、叶、果实。

■ **性味功用**

味辛，性温。祛风活络，解毒消肿，止血止痛。果主治胃寒痛，虚寒腹泻，哮喘；茎、叶主治感冒发烧，头痛，咳嗽，扁桃体炎，气管炎，筋骨疼痛，肾炎水肿，跌打损伤，恶疮肿毒；根主治风湿骨痛，胃腹寒病，肝脾肿大。内服15~30克。

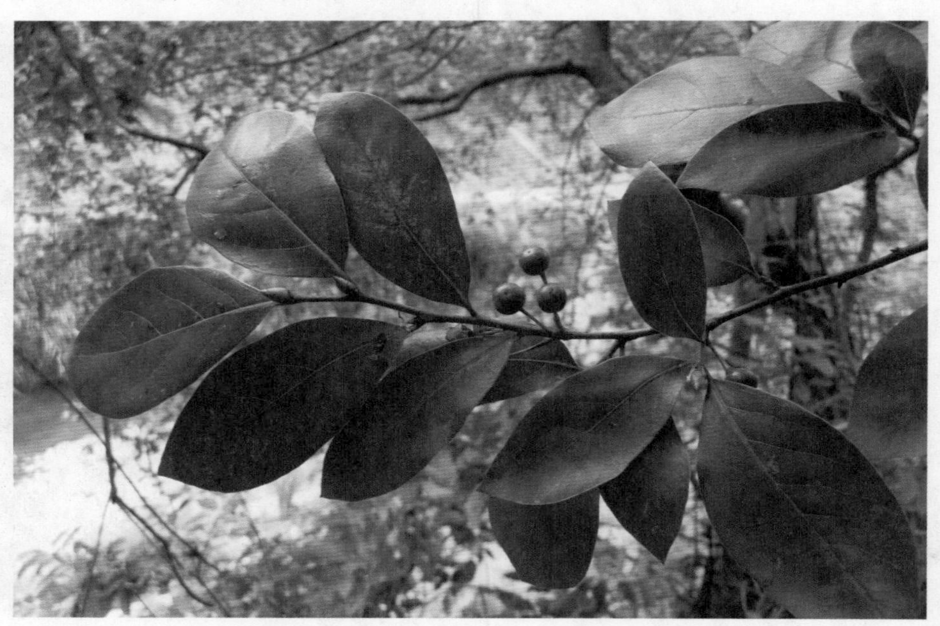

药用歌谣

哮喘请用假死风　山莲藕配五爪风
石仙桃加朝天罐　罗汉果爱少年红

酸吉风　Biouv sui buerng

■ **别名**　酸藤果、透地龙。

■ **来源**　紫金牛科植物酸藤子*Embelia laeta*（L.）Mez的根、茎、叶及果实。

■ **性味功用**

根、茎、叶：味酸、涩，性平。清热解毒，活血散瘀，止血止痛，收敛止泻。果实：味酸、甘，性平，强壮补血。主治口腔炎，咽喉炎，牙痛，消化不良，腹胀，肠炎腹泻，痢疾，白带病，脱肛，子宫脱垂，风湿骨痛，腰腿痛，盗汗，跌打损伤，湿疹，皮肤瘙痒。内服15~30克。

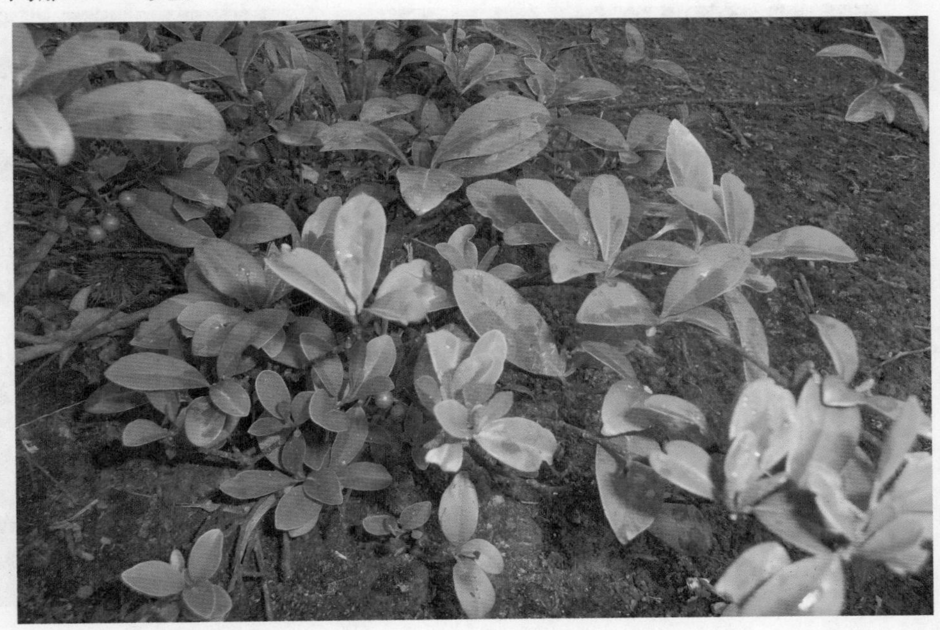

药用歌谣

脱肛重用酸吉风　臭牡丹配好沉杉
黄花参带石猴子　五味共猪大肠熬

糯米风 | Mbauh mbutq buerng

■ **别名** 芦山藤、岩穴千里光。

■ **来源** 菊科植物岩穴藤菊*Cissampelopsis spelaeicola*（Vant.）C.Jeffrey et Y.L.Chen的茎、叶。

■ **性味功用**

味辛、微苦，性微温。祛风除湿，通经活络。主治风湿骨痛，肌腱痉挛，小儿惊风，小儿麻痹后遗症，跌打损伤。内服15~30克，外洗适量。

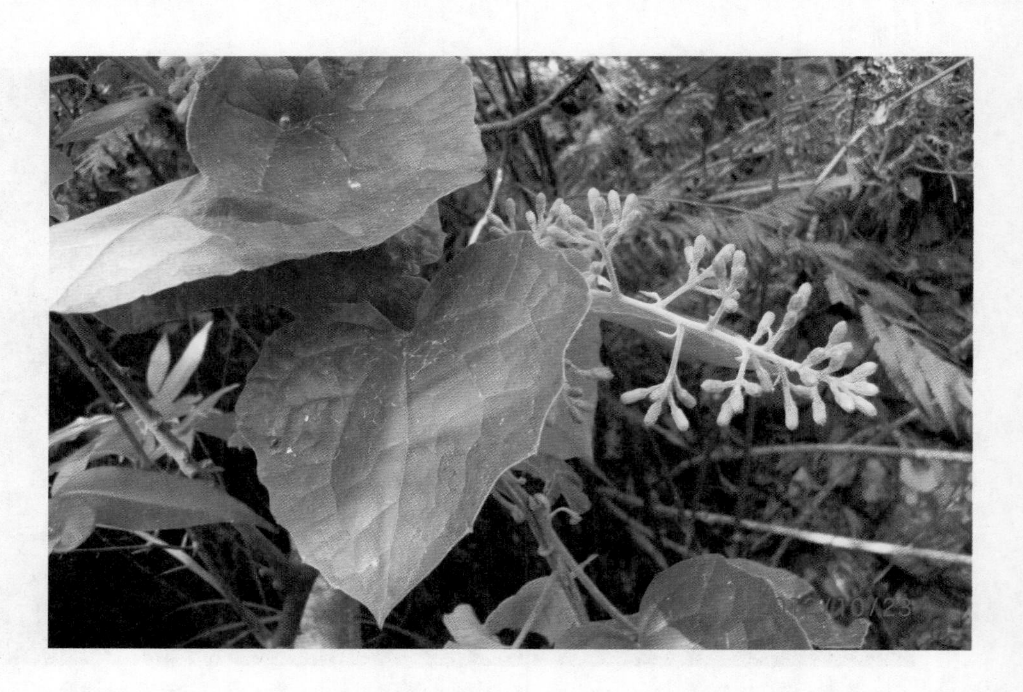

药用歌谣

肌腱痉挛糯米风　强筋健骨经络通
若治小儿麻痹症　请加铁钻牛耳风

鸥鹰风　Domh gangv buerng

■ **别名**　通草、大通草。

■ **来源**　五加科植物通脱木*Tetrapanax papyrifer*（Hook.）K.Koch的根、茎髓或全株。

■ **性味功用**

味甘、淡，性寒。清热利尿，下乳。治小儿高热惊风，肺热咳嗽，尿路感染水肿、尿路结石，闭经，哺乳期缺乳，食积饱胀。内服根30~60克、茎髓3~6克。

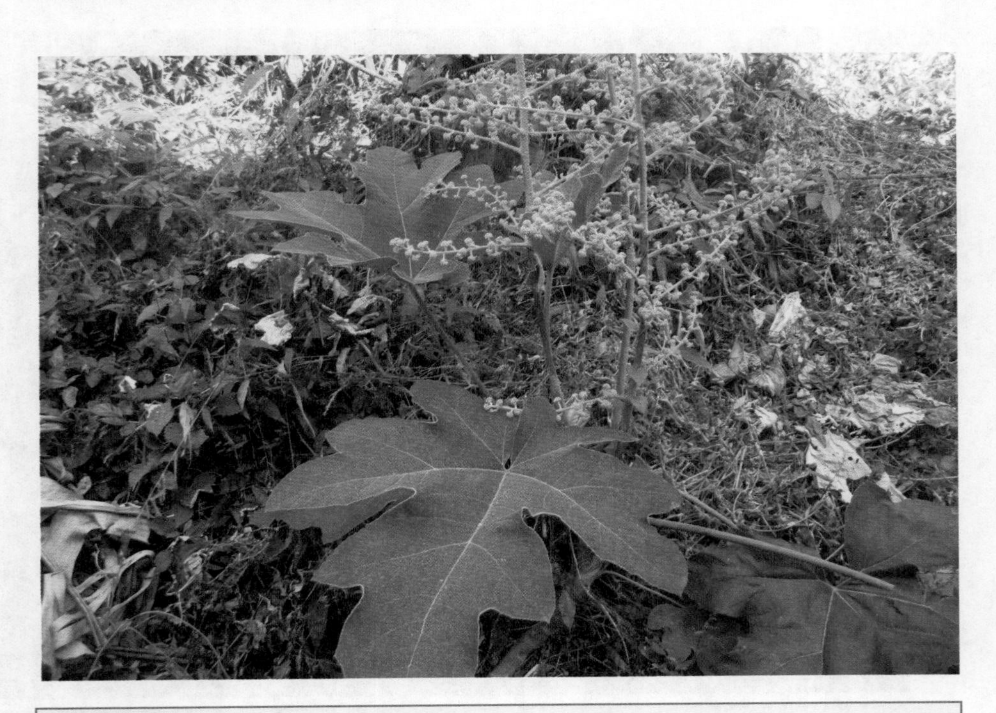

药用歌谣	清热利尿鸥鹰风　闭经食积乳不通 咳嗽结石都可治　缺乳炖服显神功

穿心风　Cunx fim buerng

■ **别名**　穿孔藤、穿掌风、藤万年青。

■ **来源**　天南星科植物穿心藤*Amydrium hainanense*(Ting et Wu ex H. Li et al.)H.Li的干燥全株。

■ **性味功用**

味淡，性平。清热解毒，消肿止痛，祛风除湿。治胃炎，胃溃疡，胆囊炎，风湿痹痛，鹤膝风，骨髓炎，骨结核，疥疮，脉管炎，蜂窝组织炎。内服9~12克，外用适量。

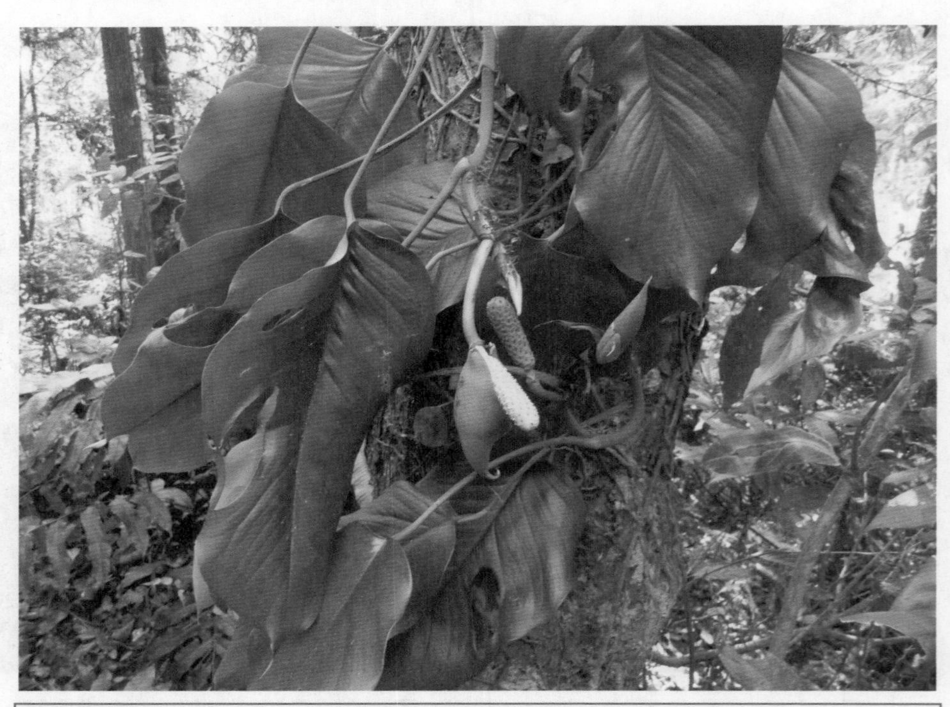

药用歌谣

穿心风治胃溃疡　消炎消肿止痛强
胆囊脉管骨髓炎　内服外洗保健康